医療法人「百花繚乱」理事長
松岡 督明

歯科経営2.0

患者さんに愛される
歯科医院の作り方

日本経営センター

はじめに

はじめまして。大阪府高槻で「ほほえみ歯科」という歯科医院を開業しております松岡督明と申します。

２０１６年、高槻駅から徒歩で15分ほどの国道１７０号線沿いの土地に医院を開業いたしました。以来、本当に多くの患者さんにご来院いただき、おかげさまで現在は本院のほか、２つの分院も開業させていただくまでになりました。

「ほほえみ歯科」という名前は、開院前、１００個ほど考えた名前の候補から決めたものです。当初、私の名前をつけた「松岡歯科」という案もありました。しかし“患者さん目線”という、私が最も大切にしている面から考えたとき、その名前では堅苦しく、患者さんにとって決して親しみやすい名前ではないと感じました。

最終的に残ったのは、万人に柔らかで優しいイメージを与える「さくら歯科」と「ほほえみ歯科」の二つ。「さくら」の花言葉を調べてみると、「あなたのほほえみ」と書かれていました。その時「ほほえみ」という言葉に素敵な縁を感じ、私の歯科医院の名前は「ほほえみ歯科」となりました。

当医院では3つの理念を掲げています。それは以下のものです。

「いつでも笑顔があふれる歯科医院」
「最高レベルの『医療』と『患者さん満足度』の追求」
「常に進化し続ける」

「いつでも笑顔があふれる歯科医院」には患者さんはもちろん、スタッフも含めて、当院に関わるすべての人が笑顔になれるようにとの思いが込められています。

「最高レベルの『医療』と『患者さん満足度』の追求」。当院では、保険治療からインプラント治療や矯正治療などの自費治療まで幅広い歯科医療を提供していますが、そのすべてにおいて妥協せず、医療の質を高めていく、という当院の誓いです。

そして「常に進化し続ける」とは、患者さんのご意見やスタッフの考えをもとに、一つ一つ改善を重ね、成長し続けるという思いを込めています。

こうした安心、技術、改善の積み重ねだけが患者さんとの信頼関係を築き、「怖くない」歯科医院を実現する道であると感じています。本書で紹介している多くのノウハウも、実はこの「怖くない」歯医者さんを実現し、患者さんに伝えていくための手段、考え方を一つ一つ、実現可能な形に分解していった中でできあがってきた事柄でした。

なぜ、これほど「怖くない」歯科医院を強く目指すようになってきたのか。それは私の経歴が関係していると思います。ここで少し、私の経歴についてお伝えしておこうと思います。

私の実家は歯科医院でした。父は地元に密着し、住民の皆さんから愛される歯科医師として今でも現役で活躍しています。私は小さいころからこうした父の姿を目にし、憧れていました。そして、患者さんから感謝される父をとても尊敬していました。

それにもかかわらず、私は歯科医院がとても苦手でした。他の患者さんと同様、歯医者は怖いという思いがあったからです。憧れているのに怖い。だったら「怖くない」歯科医院があったらいいのにな――私の今の強い思いは、このころできあがったのかもしれません。

その後私は地元、朝日大学歯学部に進みます。しかし、この年齢の若者の例にもれず、大学の一時期、勉強よりも音楽やギターに熱中し、歯科以外の道を考えたこともありました。４年生になるまでは、歯科医の道は選んだものの、それ以上の目的意識もなく、どちらかというと、ずっと、ぼーっと日々を送っていたように思います。成績も学年で最下位に近いような感じでした。

そんな私が大きな変化を迎えたのは、大学４年生の時。60人ほどの部員がいるバドミントン部のキャプテンに就任したときでした。この部員たちを何とかまとめなければならない。そんな思いから、本を読むようになりました。その後、松下幸之助やその師であった中村天風、稲盛和夫。本当にたくさんの著書、考え方や言葉に触れましたが、今思えば一番大きな収穫は「マインド(考え方)」の大切さを学んだことだったと思います。

６年生になると大学の勉強も熱心にやるようになり、歯科医師の全国模試でも３８００人中６位になりました。

卒業後は、アルバイトを含め、とても多くの歯科医院で勤務させていただきました。そんな中で、歯科の技術を学んだのはもちろん、滅菌やスタッフ間のコミュニケーションの取り方など、多くのことを学ぶ機会を得ることができました。

こうした勤務医時代、常に思っていたのは「20代で開業したい」ということでした。そのため、勤務医時代にも多くのアルバイトをし、開業前は週に６日は働いていたと思います。

ここで貯めたお金を元手に、２０１６年1月、30歳で念願の開業に至りました。

今の高槻市を開業の地としたのは、勤務医時代に勤めていた大阪の歯科医院でお会いした患者さんの皆さんが、どの人もとても明るく温かい方が多かったこと。

土地選びに際しては、業者さんからの紹介物件も含め、20～30件くらいの土地や物件を見ました。そして開業は土地探しから1年半後のことです。

医院の建物の建設中から歯科医師の面接も行い、最初は歯科医師２人、歯科衛生士５、６人がシフトで勤務する体制でスタートしました。

すでに申し上げた通り、２０１９年、開業から3年がたち、現在この本院のほかに、2つの分院も開設しました。これはすべて3年前に始めた「ほほえみ歯科」が多くの患者さんに支持されたからにほかなりません。なぜ、ここまで多くの患者さんに支持されることになったのか。この後に続く章から、私が経験し、学び、獲得した多くのノウハウ、そして感じたことを皆さんにお伝えしていこうと思います。

松岡督明

目次

第6章　経営に必要なマインドとは

第1章　環境を整える

カフェのような歯科医院

私の経営する「ほほえみ歯科」ではモットーとしているものがあります。それは**「痛くない」「怖くない」「削らない」「抜かない」**の4つです。

その中でも「怖くない」のモットーの実現のために特に気を使ったのが、医院の内装の部分です。

歯が人よりも悪くなってしまう患者さんの中には、歯が悪くなっていることに気付いても、なかなか歯科医院に来ないで放っておいた方が多くいらっしゃいます。それは歯科恐怖症で、歯科医院が怖くて行きたくても行けないという方々です。そういう方は歯の異常に気付いていても我慢できなくなるまで放置してしまいますので、歯の状態が顕著に悪くなってしまいます。

私の医院では、こうした歯科恐怖症の方でもなるべく来院しやすいよう、病院特有のイメージを消すことから始めました。病院の白いイメージを極力排除して、壁や床に木目を配し、カーテンは優しい緑色に。全体的なテーマカラーも「ほほえみ」の由来である優しい桜色にしています。

医院の内装をやっていただく業者さんにお任せすると、どうしても白を基調にした、いかにも病院という、清潔感はありますが冷たい感じの内装になってしまいがちです。ですから、設計にあたっては、私の意志を丁寧に業者さんに説明していきました。

他の医院では白を基調にしている場合が多いのですが、あえて清潔感をイメージする白ではなく、**リラックスできることを最優先に茶色や緑を基調にした内装**としたわけです。

また、香りにもこだわりました。歯科医院独特のお薬のにおいに抵抗感を感じる方への配慮です。使っている香りは、アロマの中でも最高の香りと品質と言われるドテラというアロマ。このエッセンシャルオイルは口に含んでも大丈夫なくらい身体に優しい製品で、自分でいろいろと香りを調べた結果、最高に良いと思ったので採用しました。これには大学時代に取得した、アロマセラピストの資格が役に立っています。

こうした試みの結果、患者さんからも「病院じゃないみたい！」という声をちょくちょく耳にします。こうした空間作りは、そこで働くスタッフへの影響も大きく、アロマを入れる前と後では、スタッフの心理的変化をはっきりと感じ取ることができます。

内装へのこだわり

医院の内装でもう一つ考慮したのが、なるべく壁を作らないという点でした。基本的には個室治療は目指さない方針で内装を仕立てていきました。

ですから個室は2つのみ。一つはオペ用、一つはエステ用の個室です。オペ用の個室はインプラントなど自費治療を行う場所で、オペ中は集中が第一になるため、個室としました。しかし、一般的な治療ではなるべく壁を作らないようにし、スタッフやドクター、医院全体の動きが見えるようにしています。そうすることで、緊急時の状況把握なども容易にできます。

エステの部屋では矯正等もしています。エステの患者さんは女性が多く、あえて別空間を演出するために、『自然の中』をコンセプトとした個室を用意しました。

また医院には内ガラス張りの部分を多く取り入れました。仕切りもほとんどがガラス張りで、治療用の椅子同士の間は曇りガラスで仕切りました。外光を取り入れ、明るい雰囲気を演出するための配慮です。

照明は、光が青白く冷たい印象を与えてしまう蛍光灯を直接当てるのではなく、間接照明を多くしました。また受付スペースを外から見られるようにしました。これによって患者さんが中の状況を把握でき、安心して来院できるという仕組みです。

また、外から見えるようにキッズルームも設置しました。そうすることで、この医院は子どももたくさん来院しているんだ、ということが外から見てわかるようにしています。その部屋の隣に椅子を置いて、ご家族の方がお待ちになりながらキッズルームを見られるようにもしてあります。

かける音楽も患者さんの満足を第一に考えて、少し緊張されているかもしれない患者さんが聴きたくなる音楽、カフェのようなリラックスできる音楽を意図的に流しています。

内装のテーマは、**歯科医院らしくないこと、外から見えるようにすること、開放的なスペースにすること**の３つ。

外に活気が伝わり、外から見えることで怖い場所ではない、という安心感を伝え、そこで時間を過ごす方がリラックスできる、そんな空間を意識しました。

訴求部分を増やす

私の医院で提供できるサービスは、一般的な歯の治療だけではありません。インプラント や矯正治療、審美歯科、ホワイトニング、メディカルエステなど、患者さんが望めば多くの治療を提供することができます。私はこうした広い治療範囲を意図的に実現することで、他の医院とは違う、訴求部分の多い医院であることを広く伝えていくことも心がけています。

保険治療は、費用の面では安いのですが、治療法が限られ、ほとんどの場合、限られた時間・費用の中での治療となってしまいます。また、使用できる材料も限られているため、治療の効果を長持ちさせることが難しく、審美的な面でも課題が残ることがあります。

逆に自費治療では、費用は高くなるのですが、材料や治療法にも制約がなく、歯科医が最大限の技術を発揮し、十分な時間をかけて治療を行うことができるので、治療の質は保険の場合よりも良くなる可能性が高まります。

「ほほえみ歯科」では保険治療、自費治療のメリット、デメリットを丁寧に説明し、患者さんに多くの選択肢を提示するようにしています。

また同時に、冒頭に書いたように、治療の幅の広さもお伝えしています。特に女性の患者さんの場合、単に歯の治療だけでなく、審美的な要素、歯の周辺も含めた見た目の美しさも重要です。当院では女性に対してヒアルロン酸・ボトックス治療も行っています。

つまり一度でも当院の患者さんになっていただいた場合、通常の治療が終ったら、ホワイトニングして歯を綺麗にしたり、ヒアルロン酸でしわを消したり、逆にしわが消えたので、歯もホワイトニングで綺麗にしたい！という要望が出てきます。**最初の治療が縁になって、どんどん他のサービスにつながっていきます。**また他のサービスから治療につながっていくような相乗効果が常に生まれています。これは診療の幅を増やしたことで可能となった部分です。

つまり歯の保険治療は入り口。それをきっかけに、多くの魅力をいかに伝え、患者さんといかに長くお付き合いしていけるかが重要だと考えています。

街道沿いを最大限に活かした外観

現在「ほほえみ歯科」のある高槻市には、それまで大きな歯科医院がほとんどありませんでした。

私がとった作戦は、まず見た目として医院の大きさを外観から感じていただくことでした。大きな街道沿いに120坪の土地を購入し、建物を街道に沿って横広にし、張りぼて効果というのでしょうか、パッと見たときにより大きな医院である印象を持っていただけるようにしました。このため街道を車で走っていても、医院の建物を目にする時間が長く、認知されやすくもなります。

さらに、窓をなるべく多く設置しました。開放的な雰囲気を意図的に作るとともに、歯科医院らしくない内装、雰囲気が外からでも見ることができます。

待合いスペースや受付などのエリアの明るい雰囲気が外からも見ることができ、患者さんの後ろ姿やスタッフの活気ある様子も外から感じ取ることができます。

高槻市にある歯科医院はビルのテナントにあるものが多く、チェアの数も3～5つ程度のところがほとんどでした。

私がこの高槻で新規に歯科医院を開設するにあたって、**医院の規模の大きさにこだわった**のには理由があります。一つにはこの規模の大きさ自体が大きな売りになると考えたからです。また、今まで勤務医として勤めてきた医院が大きいところばかりで、大きい医院を作ることに抵抗がなかったこともあると思います。

もちろん医院の規模が大きければ大きいほど、毎月かかるコストも大きくなりますし、キャッシュフローは悪くなりやすくなります。勤務医から独立し、初めて自分の医院を開設される歯科医師の皆さんの多くは、こんな冒険をせず、まずは自分の目の届くスペース、つまりドクターは自分ひとりということを前提に医院の規模を考えられることでしょう。しかし、幅広い治療やサービス、クラスＢ滅菌器などを使用した世界水準の安全な医療の普及を――という目的があった私にとって、医院の規模はどうしても必要だったのです。

マグネット効果

歯科医院の経営において、患者さんとの出会いの機会を増やすことは非常に重要です。いくらリピートの患者さんを増やすために丁寧な治療を意識しても、そもそも患者さんとの最初の出会いがなければ成立しません。

医院開設の場所選びで非常に大切なのは、患者さんとの多くの出会いが期待できる場所であることです。そのためには、集客できる施設が近くにあることが重要です。

人を集めることのできる集客施設を「マグネット」と言っていますが、こうした施設の近くに医院があると、自然に多くの患者さんが集まるようになります。

例えばショッピングセンター、駅など。幹線道路もある意味マグネットとなります。「ほほえみ歯科」がこの場所で開設されたのは、幹線道路沿いで交通量の非常に多いところであったのが決め手でした。しかもバス停から歩いて10秒。病院周りは住宅地区で人口自体も多い場所でした。

私は土地選びに当たっては、車の通行量の調査も行いました。時間帯に応じて10分で何台の車が通るのかを自分でカウントしました。そこで十分と思える結果が得られたあとは、そのマグネット効果を一番活かすためには建物をどうしたら良いかについて考えました。先に申し上げたように、街道を走る車の中からでも認知される、横広の建物もその一つです。

さらに、車で来院される方のための駐車場も余裕をもって確保しました。

もともとこの地域では、徒歩や自転車で来院する方が多く、そのため立地が良く便利なテナントに開設する小さな医院が多かったという状況がありました。

この地域に医院を開設するためには、この医院にしかない特長を出す必要もありました。それが、街道沿い、大きな医院、広々とした駐車場でした。見た目や施設の様子からだけでもこの地域の既存の医院とは明らかに違う。そんな新しい医院になったと自負しています。

高槻市の中心部に近いにも関わらず、このように車で来る患者さんを大切にすることで、駅から少し離れた患者さんが、お買い物の途中などに多く来院されるようになりました。

設計でスタッフの仲を良くする

私の医院では、スタッフの控室になるような個室は用意していません。その代わり、医院内に踊り場のような開放的なスペースを用意しています。

午前診と午後診の間、そこに皆で集まってお昼を食べています。ドクターも含め、全体で12人くらいがそこに集まります。もちろん、私もここでランチを食べています。

実は最初、医院内にスタッフのための個室を用意していました。女性スタッフがほとんどですので、部屋は女性スタッフ専用の休憩場所といった囲いができて、ドクターが入りにくい雰囲気になりました。スタッフだけで固まってしまい、医院やドクターに対する悪口なども出てくるし、私が見ていないところでスタッフ同士のケンカなども起こるようになってしまいました。そのため、スタッフ専用の個室を取りやめ、偶然余っていたオープンスペースに大きなテーブルを設置して休憩スペースとしたのです。

すると、医院やドクターに対する悪口、スタッフ同士のケンカも少なくなりました。

このオープンスペースでは特別な何かをするわけではなりません。ただ私がいてスタッフもいて、普通にお弁当を食べながら会話をします。

今日目にしたニュース、この前観た映画のこと、韓流の話…。本当にたわいのない話をしています。しかし、**毎日こうして対面することで、お互いにコミュニケーションがとれる状況が作り出されました。**

私の医院に限らず、多くの歯科医院ではドクター以外はすべて女性という場合がほとんどでしょう。こうした状況で、ドクターと女性スタッフとの人間関係、信頼の構築のために、とても苦労されている医院が多いという話をよく聞きます。先日、私の周りでも、年商1億を超え成功されている規模の院長が、「もう辞めたい」と嘆いていました。

女性同士で派閥を作ったりすることも多いと聞きます。ほとんどの医院ではドクターとスタッフの仲がうまくいっておらず、院長とスタッフが敵対してしまい、その結果ケンカしてスタッフが辞めてしまうようなケースも多発しています。

この原因の多くは、お分かりの通り、明らかにコミュニケーション不足です。かといって、院長がいきなり女性スタッフの囲いの中に入り込み会話するというのも難しいことだと思います。

まずは、悪口を言ったりケンカしたりする温床となる個室をやめ、オープンスペースにすること。こうした物理的な状況を作ることでスタッフとの関係、引いては医院内の印象が変わります。

第２章　医院経営の基本的考え方

理念の重要性

私は経営において最も大切なのは理念だと感じています。まず理念があって、その上で初めてどのような組織を作るのかという課題が出てくるのです。

理念という軸がないと、行き当たりばったりの経営になってしまいます。何かあった時に医院の根底となる理念を貫いていくこともできなくなってしまうかもしれません。

その意味でまず、理念を作るのが大事だと感じています。

私はまず、「ほほえみ歯科」の理念を次のように定めました。

「いつでも笑顔のあふれる歯科医院」
「最高の技術と最高の患者さんの満足を追求する」
「進化し続ける」

私はこの3点を理念として掲げ、日本の歯科治療の状況を世界最高レベルのものにしていきたいと考えています。

例えば具体的な目標としているのが、日本の歯科治療において最も遅れている予防の部分です。日本では、予防に対する考え方が非常に遅れています。例えば、特に歯にトラブルが起きていない平常時に歯科医院で定期健診を受ける人は、スウェーデンでは約90％。それに比べて日本ではわずかに２〜３％。当然ですが、定期健診に通っている人ほど歯の残る本数が多いというデータもあります。ヨーロッパでは入れ歯の人の割合も日本に比べ非常に低い割合になっています。

私は、予防の効果、大切さを皆さんに知っていただくための啓もう活動として、初診コンサルというものを行っています。初診の時に、歯についての大切な知識を15分くらいの動画をお見せしながらお伝えしています。

歯の状態の良い人なら半年に１度、普通なら３ヵ月に１度くらいご来院していただくのが良いでしょう。実際、異常がなくても３ヵ月に１度いらっしゃる方が私の医院ではとても多くいらっしゃいます。

もしその時、虫歯を発見しても小さい段階なら１度の治療で終了することができます。それが、時間が経過していて神経まで行ってしまうと、長いと１本の歯でも７、８回治療にかかることもあります。それだけ考えても、患者さんにとって予防をしておくことのメリットは大きいと思います。

売り上げ目標の作成

経営において、目標があるかないかで、向かう道が大きく違ってきます。一般企業はもちろん、それは歯科医院においても変わりありません。

では、目標とはなにか。まず経営においては売り上げの目標が大切です。月の新患目標数を何人にするとか、年商についての目標もあります。私の場合、まず患者さんの人数から売り上げを出し、これを目標としました。当初、医院の休みは祝日だけでしたので、月の稼働日は約28日間です。この場所では1日25人は来院して下さると予測したときに、1日25人×28日＝７００人、これが人数としての目標です。当院の場合、自費治療に力を入れていたため、約２割の方が自費治療を行っていました。そのため売り上げとしては次のような形になります。

（保険治療）７００人×80％×８０００円（1人に対する売り上げ）＝４４８万円
（自費治療）７００人×20％×２００００円（1人に対する売り上げ）＝２８０万円

合計７２８万円。

変動費である技工料、材料費などが約20％。残る約５８０万円が月の粗利になります。つまり、１日25名の患者さんを確保することが最初の目標設定で、それ以上になればさらに業績が伸びていくということになります(これらの基準となる数値は、損益分岐点や、勤務医の時の給与を元に計算するといいでしょう)。

歯科医院の場合、そもそも開業を考えた時点で、後発もいいところです。すでに地域にはいくつもの歯科医院が存在し、患者さんにしても、歯科医院に一度も行ったことがない方はほとんどいません。つまり、**他の歯科医院の患者さんを自分の歯科医院の新しい患者さんとして獲得していく必要があります**。今通っている医院に不満があったり、そもそもきちんと決めて通っている医院がない方。こだわりがない方、近くに歯医者ができたから来てくれる方。

一般的な病気だと、担当医を患者さんが替えるというのは怖く感じるものですが、歯医者の場合、比較的容易です。職人気質が強い歯科医師が提供する技術やサービスは視野が狭くなりがちです。そのため、患者さんのための医療であるはずが、自分の意志が先行してしまうのです。そうなると当然、患者さんの満足度は下がり、転院を考えます。ですから新しい方々に選んでいただくためには、「ほほえみ歯科」の違いをしっかりと分かってもらう必要がありました。そのためまず私が行ったのは、内覧会の実施でした。

新規顧客獲得のための内覧会

開業資金の中から、一定の割合を広報費として予算化し、開院前に内覧会を開催しました。周辺の住民の方に新しい医院を見ていただき、その違いを患者さん自身の目で見ていただくための仕掛けです。当院の場合、ばい菌を完全にゼロにするクラスＢと言われる滅菌機をはじめ、多くの最新機器を導入していました。クラスＢ滅菌機は２０１６年時点では、まだ歯科医院でも50軒に１軒しか設置していない、ヨーロッパ基準の世界最高水準の機器です。来院した方には、こうした設備の充実を中心としたＰＲを展開したのです。

医院の開設を前にした内覧会には専門の業者さんがいて、当院の場合６日間の開催をパッケージとして約１５０万円の予算で依頼しました。

もちろんその際には、内覧会に何人来ていただくかの目標も設定しました。私の場合、趣味が多く歯科以外の経験も応用でき、ある程度高い数字をはじき出すことが可能でした。

業者さんの仕事には、チラシのデザイン・印刷、ポスティングの手配、プレゼント、

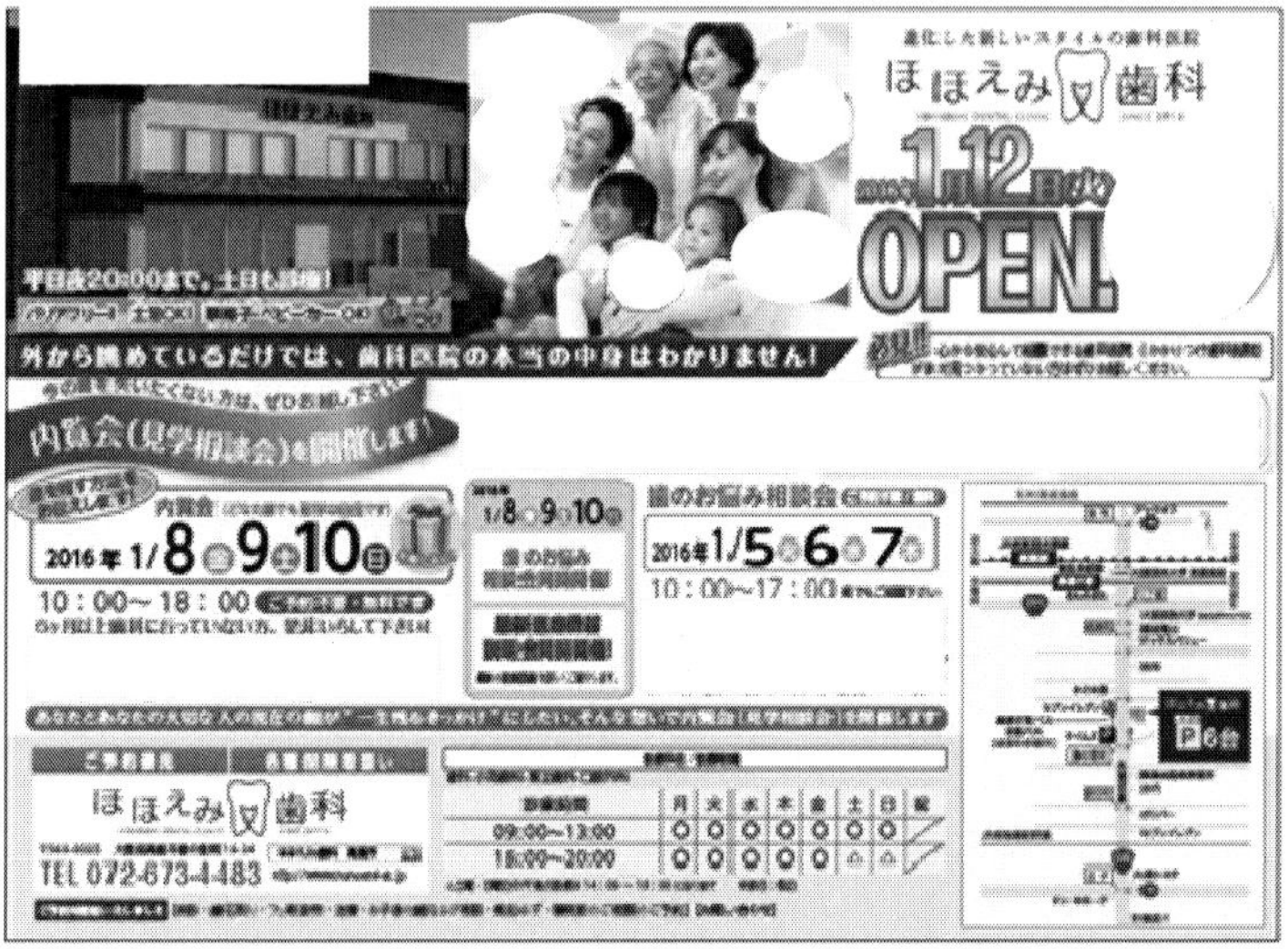

新聞折込等々、必要なものがほとんどパッケージされています。

来場者にはその場で予約をしていただく等のことを行った結果、**１週間で予約を２５０件獲得しました。**通常、歯科医院で１日の新患数は、１人か２人と言われています。それを考えればこの内覧会で実に半年分の新患を集めたことになります。

院長の仕事はドクター業務に絞る

歯科医院の院長は多くの場合、歯科医師でありながら、総務であり、人事であり、広報であり、営業でもあるような立場にあります。つまり本業（医療行為）以外の仕事がとても多いのが歯科医師です。

幸い私は、現在こうした業務から解放されています。分院ができ、理事長の立場になってからは、ドクターの採用業務は行うものの、それ以外の、ドクターでなければできない仕事以外の業務はほとんどやっていません。

同様に歯科医院を経営されている皆さんも、いきなり全ては無理でも、少しずつ医療行為以外の業務を他のスタッフに任せていく意識が必要だと思います。これは何もドクターが楽をするためではありません。任せることができなければ結局、ドクターが見える範囲でしか業務が回らず、その範囲でしか医院も発展していきません。

例えば、採用の面接についても人事担当のスタッフにやってもらい、面接での判断まで行ってもらいます。

先生方が治療以外に時間を取られてしまうことの一つに、患者さんへの説明の時間があります。もちろん処置についての話はドクターがする必要はありますが、当院では処置後の注意事項などはスタッフが行ったり、注意事項を資料化して患者さんに渡しています。患者さんを診療室内に招き入れ、前回からの変化や現状のヒアリングをするといった作業もドクターのやることではなく、ドクターは座って挨拶して治療をする、それが本来の姿です（もちろんドクターにしかできない、必要な内容のヒアリングや治療計画の説明は怠ってはいけません）。

こうすることで、**ドクターはより多くの医療を必要としている患者さんに医療行為を提供できる**のです。

こうしたことの積み重ねで徐々にスタッフに任せる業務を増やしてきます。例えばこれまで、治療の前後に行っていた説明。これに1分かけている場合、20人で20分。３分ずつ使っていたのであれば1時間、５分であれば1日１００分の時間をかけていることになります。これを任すことができれば、院長は治療そのもの、あるいは経営の分野にその時間と労力をかけることができるようになります。

私の場合、人に任せるという部分はさらに徹底しています。封筒の開封やお店の予約も自分では行いません。皆さんにもう一度、ドクターは本来の業務以外はやるべきではない、という基本を見直していただければと思います。

売り上げと利益の関係を理解する

総売り上げと、利益の関係。経営者としていちばん大切な基本について、意外と理解していない方が多いようです。

例えば、総売り上げが10％上昇したり、あるいは下降した場合、手元に残る利益はどのように変化するのかを皆さんはご存知でしょうか。

「10％売り上げが上がれば、利益も10％程度上がるのでは」と考えられる方もいらっしゃるかもしれません。しかし、これは大きな間違いです。これは次ページのブロックパズルの図を見ていただくと分かりやすいと思います。

まず医院の総売り上げの中には、仕入れの費用などの変動費があり、これを引いた数字が粗利となります。粗利には人件費や設備投資の費用、返済の費用などの固定費が含まれています。この粗利から固定費を引いたものが手元に残る利益になります。

正確には税金などの考慮もするのですが、わかりやすくシンプルに説明します。

例えば総売り上げが10％上昇し、１１０になったとしましょう。

変動費もそれに伴い上昇し22になります。固定費は変わらず70。すると利益は18、つまり80％の増益になります。

逆に10％総売り上げが下がった場合、利益は2になってしまいます。つまり80％減。

30人くらい予定の患者さんが今日は27人だった。そんなつい見逃してしまいそうなことが、実は計り知れない大きな影響を及ぼしていたということをご理解いただけたでしょうか。

（売り上げと利益のブロックパズル）

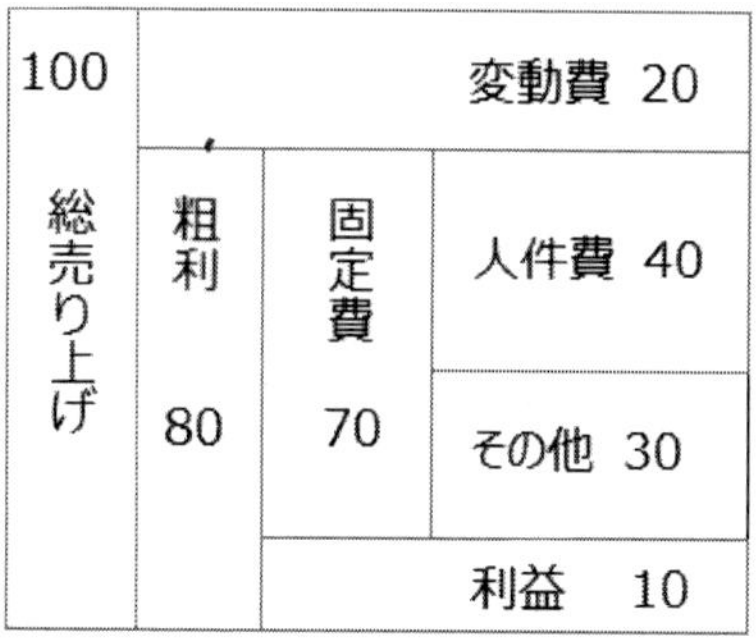

売り上げが10%上がると

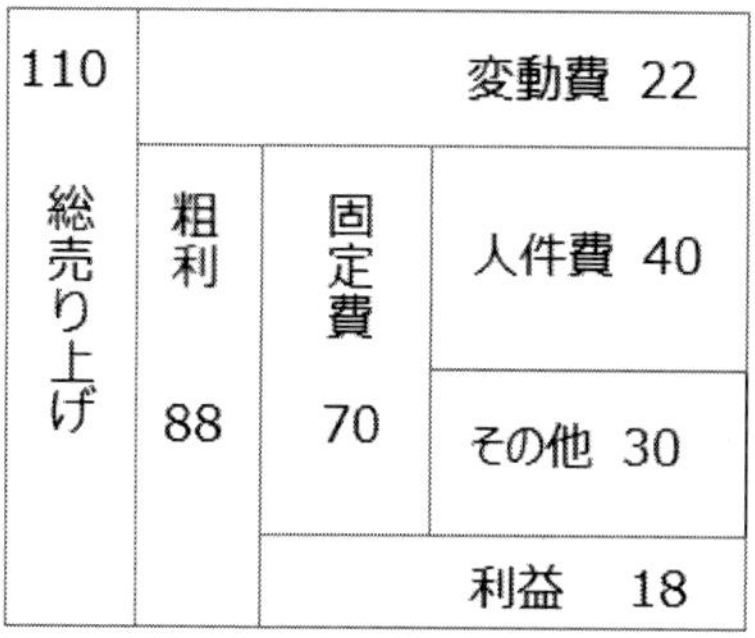

売り上げが10%下がると

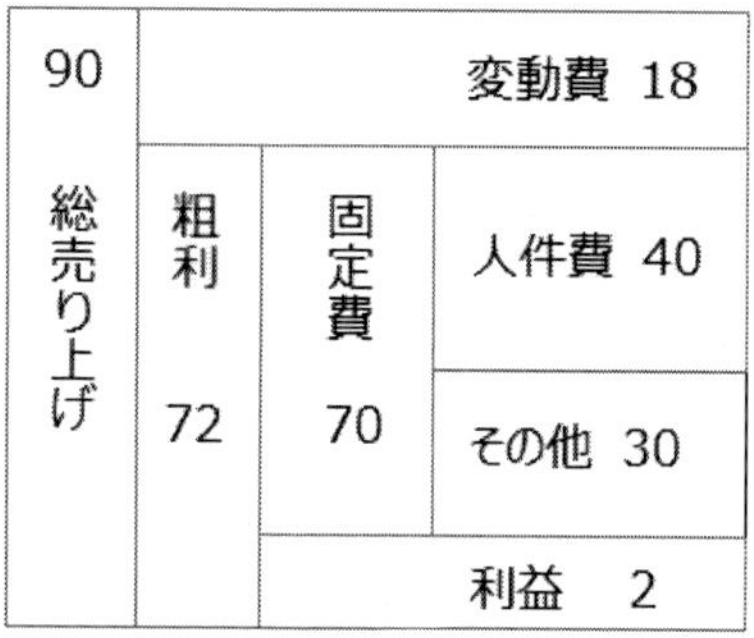

キャッシュフローの間違い

医院を経営する上で、とても大切なのがお金の問題です。お金がいつ、いくら入ってきて、いくら出ていくということをきちんと見ながら医院を経営していかなければならないのは当然のことでしょう。しかし、企業においては非常に重要なキャッシュフローの問題も、歯科医師の場合、全く学ぶ機会がありません。そして、経営もキャッシュフローも知らない方がいきなり歯科医院を設立してしまうと、大変なことになってしまいます。

キャッシュフローが悪くなってしまう原因は、案外とても身近な行為の中に隠れています。例えば、よく耳にするのが**受付スタッフが予約を入れないようにしてしまうという行為**。これは患者さんが多すぎた時、よく起こる現象です。「忙しくなるのは嫌」という残念な理由から、スタッフが勝手に時間に余裕を見て予約を入れているケースです。

こうした行為は、積み重なることでじわじわとキャッシュフローに影響してきます。受付が予約を取らなくなると、患者さんの数が１割くらい下がることは平気で起きてしまいます。治療している側にすれば、30人の患者が来ていたところ、今日は27人だったとしても、あまり減少した実感はないかもしれません。しかし、キャッシュフローの観点から見た場合、これは非常に大きな問題です。前項でご説明した通り、売り上げが10％下がると、利益は80％も下がってしまいます。

この患者さんを断ってしまうケースで一番多いのは、急患を断るケースでしょう。スタッフからすると、「予約もしてないのに…」という理由なのでしょう。その急患の方を診ることで予約患者さんを待たせることにもなるので、迷惑との考えのもと、断ることが多いようです。それはそれでまっとうな考え方でもあります。

ただ、当院では医院の方針として、急患は困っている患者さんなので受け入れることを基本にしています。患者さんの立場になれば当然です。体調を崩している時に、病院の電話窓口で診療を断られたらどう感じるでしょうか？今困っている状態でいるのに、診てもらえないというのは非常に悲しいし、苦痛なことです。ただ一度断るだけで、その患者さんとの信頼関係が壊れることも考えられます。ですから理念として、急患は絶対に診ていくということを徹底しています。

黒字倒産は起こりえること

医院が大きくなるにつれて、一つ意識しなくてはいけないのが、黒字倒産の可能性です。意外にも、経営的に問題がない医院で陥りがちなケースです。

一つは、**キャッシュフローの流れを考えずに設備投資をして、売り上げは上がっているけどキャッシュが回らなくなるというケース**です。

歯科治療の場合、保険の部分の診療報酬は2ヵ月後にきます。つまり売掛金が現金になるのが2ヵ月後になります。ここを確認しておかないと、資金が回らなくなる場合があります。

また**税金のことを知らず、危機に陥ることも**あります。

個人事業主、つまり法人にせず医院を経営している場合、所得税は翌年にきます。歯科医院の場合、年商1億円を超えたあたりから医療法人にする場合が多いのですが、法人の場合、医師も給与を受け取る側になるため、所得税はその年に納めることになります。

例えば個人事業主としての今年の所得が3000万円で、来年医療法人化する予定だとしましょう。今年の所得３０００万円に対する所得税が来年かかるのに加えて、法人化することで法人から自分が雇われているという形になりますから、毎月源泉所得税が天引きされた形の給料になります。

つまり天引きされたうえに、さらに個人事業主だった去年の所得税がくるので、２倍近い税金が一気にくることになるのです。住民税については個人事業主でも給与であっても同様に翌年にきます。

役員報酬の額によると思うのですが、それを知らずに設備投資などを行ってしまうと、その返済も重なって危険な状況になる可能性が考えられます。

もともと歯科医師は信用度も高く、融資は受けやすい状況にあります。しかし、いくら医療法人であっても、きちんと利益を上げていなければ融資を受けにくいのは当然です。

また借りやすい状況にあるので、安易に借りてしまい、毎月の返済額が増え、キャッシュフローがおかしくなることも考えられます。

これまで経営について勉強してこなかった多くの歯科医師の方々が、特にこのキャッシュフローの罠に陥りがちのようです。ぜひお気を付けください。

年商2億円の壁

歯科医院の場合、年商2億円の壁というものが存在すると私は考えています。

年商2億円までは、院長主体の経営でやっていくことが可能です。全てのことに院長の目が直接届きますし、多くの作業も院長自身が携わって行うこともできます。

しかし、年商2億円を超えようと思うと、周りの人にどんどん作業を委任していかなければやっていけない規模になります。治療においても院長が自ら全て治療するというスタイルからは少し距離を置いて、経営者としてドクターを雇って病院を運営していくという要素を強くしなければなりません。

つまり、一般的な歯科においては**ワンマン経営では2億円は越えられません**。2億円を超えようと考えたら、院長は視野を広く考えなければならないわけです。

ただ、開業の時点で、すでに2億円突破が難しい状況になってしまっている歯科医院が多く存在します。

これはチェアが2台、3台しか入らない場所で開業してしまった場合です。この規模では、おのずと1ヵ月の売り上げに限界があります。

保険治療主体の医療においてチェア1台当たりの売り上げは、月200万円といわれています。すると仮にチェア3台がフル稼働した場合でも月に600万円。年間7200万円ということになります。どうやっても2億円には届きません。

では、チェアを置くスペースが確保できる場合はどうでしょう？

売り上げ2億円の場合、月に1600万円と少し。1台200万円の利益をあげるチェアで考えた場合、8台から9台のチェアで運営していく必要があります。その場合、運営方法にもよりますが、院長+1人から2人のドクターが必要となります。

つまりドクターを雇うという感覚を持たない限り、2億円には到達しません。


しかし歯科医師は職人なので、他のドクターを雇って技術の質が下がってしまう可能性を考えたりと、自分以外が治療を行うことにストレスを感じる方も多いようです。確かに自分の治療であれば常に90点狙えるものが、卒業して間もないドクターでは40点くらいの治療になってしまう可能性もあります。そうなると、赤字を覚悟で一から治療をやり直すような事態も考えられます。

2億円とは、こうしたリスクと立ち向かっていかないと見えてこない数字なのです。

「年商2億円」ほほえみ歯科の場合

私は、「ほほえみ歯科」の開業時から将来のチェア数の増加を想定し最初から8台のチェアが置ける施設を作り、ドクターも雇っていました。もちろん私の場合も、人を雇うストレスはありました。しかし、それを適切に対処できるようになることで器が大きくなるということもありますし、治療の質を低下させないために教育体制をしっかり敷き、カリキュラムやマニュアルを作ることで質を落とさないシステムも作りました。

現在「ほほえみ歯科」の売り上げは、2億円程度となりました。分院も含めれば月に3800万円程度の売り上げがあります。私自身は経営者としての活動が増え、年の半分くらいしか医院には出ていません。残りの半分は勉強会や視野を広げるために海外に出かけたりすることもあります。セミナーを主催することも多くなりました。

そして私は、あらゆることをスタッフに委任しています。例えば、最初は自分でファイリングしていた書類もすべて人に任せ、今は事務員が勝手にやってくれるようになりました。私のところに書類が届いても、私の目に触れる前に不要なものは捨てられています。届けられる書類に関しても、封筒を開けるような生産性のない仕事は自分でやりません。タクシーも自分では呼ばないし、お店の予約も秘書がやっています。

その細かい、10秒、１分の時間の積み重ねで時間ができてくるのです。それを３６５日続け、その作り出した時間を治療はもちろん、経営の仕事などに使っています。


そもそも2億円の壁を超えるということは、何を意味するのでしょう。

現在、年間の売り上げが1億円を超える医院は全体の４％程度とも言われています。25軒に1軒しかありません。1億円に達していないほとんどの医院は、院長一人に依存している歯科医院ということになります。**2億円を超えるということは、院長がいなくても病院がある程度回るということ**を意味しています。

2億円上げられる医院では、仮に院長がいなくなり売り上げが減少したとしても、1億2000万円程度は上げられるシステムになっています。歯科医師として年齢を経て、最終的な出口を考えたとき、医院が院長だけに依存している状態では体力的にもかなり厳しいものになってきます。

年齢的なものだけではありません。もし院長に何かあったとしたら、医院は常にリスキーな状態に置かれているともいえます。その意味でも健全に医院を拡大し、売り上げ2億円を目指さなければと思います。

ステージごとに患者さん満足度のための取り組みは変わる

ステージとは、経営する医院の成長における規模のことです。当然どのステージにおいても患者さんの満足度を高めていかなくてはいけないのですが、ステージごとにその形は変化させていく必要があります。

例えば、最初チェアが3台で治療を行っているようなステージでは、全ての患者さんを院長自身が診ることが可能です。院長が何事も丁寧に説明して、自分で治療を行います。この密接な関係の中で、定期健診に結びつけていく流れも作りやすくなります。つまり、最初の小規模な頃の患者さんの満足は、主に院長の在り方だけで高い患者さん満足度を達成することができるわけです。

しかし、規模が大きくなるにつれ、歯科衛生士が増えてきて、衛生士の処置内容がちょっと見えにくくなってくるようなことが起こってきます。次に別のドクターが入るようになると、ドクターごとの治療の方法が統一できておらず、問題が起きるようなケースも出てきます。要は規模が大きくなるにつれて、新たな問題が発生します。それを適切に改善しなければ、患者さんの満足度が下がりやすくなります。

そういう時に**絶対に必要になってくるのが、理念の共有**です。患者さんが多いので適当に治療したらよい、ということは絶対にしてはいけません。そんなことを少しでも行えば、患者さんの満足度はすぐ落ちてしまいます。

私は医院の拡大の過程で患者さんの満足度を維持、向上させていくため、理念の教育、そしてマニュアル化を徹底しました。治療内容ごとに、治療の後に渡す資料も作成しました。スタッフがそれぞれの能力に応じたものを提供するのではなく、書類や動画での説明に重点を置き、誰がやっても同じようにできるようにもしました。

現在私が医院を留守にする時間も多くなっているのですが、おかげで問題はほとんど起きていませんし、問題発生自体がマニュアルを充実させる手助けにもなっています。

良い治療を広げていくために経営を学ぶ

歯科医は技術職の面が強く、知識を広げるだけでなく、練習する部分がより多く求められます。もちろん手先の器用さも磨かなくてはなりません。

しかし、こうした技術や知識の研鑽を積む医師は多いのですが、経営の勉強をする人は非常に少ないのが現状です。

なぜ経営を学ぶのか。それは良い知識、良い技術を持っているからこそ、多くの人にその技術を提供しなければならないからです。それは患者さんの利益にもつながります。ものすごく勉強しているのに、患者さんが来ないというのでは話になりません。

そもそも経営するのが医院であったとしても、当然、利益を出さなければならないという面があります。利益が上がれば設備にも投資できるので、より良い治療にも結びついていきます。設備面からも患者さんに貢献でき、それをまた利益につなげることができます。ですから技術だけではなく、経営も学ぶ必要があるのです。

そもそも学校を出て、他の職業ではありえないほど高い確率で経営者になる歯科医師の皆さんが、大切な経営に関してまったく知識がないということ自体が問題です。裸で社会に放り出されるようなものです。

歯科医師としての技術と経営は両輪の存在です。良い環境を経営的にも整えないと、良い治療も実現しません。

しかし現状では、どこかの歯科医院に勤務し、そこで仕事をしながら経営を学んでいくような方法しかありません。私自身、大学病院での勤務後、２つの大きな歯科医院で勤務していましたが、経営に関しては学んでいませんでした。

歯科医師は大学で学ぶこと以外の要素がとても多く求められます。キャッシュフロー、人事、労務、医院全体の雰囲気作り、そして新規患者さんの獲得とリピーターとなっていただくためのきめ細かいサービス等々。

なかでも先に述べたブロックパズルの考え方は、経営の基本中の基本。ぜひ認識しておいてもらいたい内容です。

増築増床は積極的に行う

利益が生まれた場合、その出た利益をどこに回すべきなのか。私の場合、スタッフへの還元とともに重要なこととして考えているのが、設備への投資です。設備投資を積極的に行うことでより質の高いサービスを提供することができ、さらに利益にもつながります。

もちろんお金を貯めておくことも大切ですが、それだけでは成長速度が遅くなってしまいます。

そのため、「ほほえみ歯科」では設備投資を常に繰り返し、毎年増築増床したり、駐車場の面積を増やしたりしています。昨年は新しく隣の土地を購入し駐車場を増設。さらに往診車も購入しました。

チェアの数も毎年増えています。チェアが増えるごとにスタッフも増やします。チェアが使えるのはドクターか衛生士ですので、どちらかを増やすことにもなります。

さらにエステルームを作って、女性をターゲットにデコルテマッサージ（鎖骨の下のマッサージ）や、フェイスマッサージ、ホワイトニング、着色除去などの施術も始めました。

大きな差別化となっているのですが、衛生管理には非常に気を使っていて、歯科医院の50軒に1軒しか導入されていないクラスＢの滅菌機も入れています。それも設備投資の一つと言えます。

設備投資は、患者さんにとって治療レベルの向上以外にもメリットがあります。例えば、チェア数が増えたことで予約が取りやすくなります。今まで2週間に1回だったのが、1週間に1回予約が取れるようになるかもしれません。

私の医院では、新患の患者さんも多く来ていただいております。そのため患者さんの数が増えていき、必然的に規模を大きくしないと、どんどん予約が取りにくくなります。当院の場合、新患が月に１００人くらいいらっしゃるのですが、そのままですとすぐに診きれなくなり、どんどん患者さんの満足度も下がってしまいます。ですから、患者さんとの密接な関係を維持していくための増床・増設でもあるのです。

分院開業について

私は本院である「ほほえみ歯科」以外にも2つの分院を経営しています。

分院についてはいろいろな考え方があると思うのですが、私の場合は**広く安全な医療を届けたいという思い**と、**リスクヘッジのため**という思いもありました。もし一つの医院に何かがあっても、破綻しないようにするための分院の存在です。例えば、震災などの場合。高槻は震災も少なく安全性の高い土地で、治安も良い地域です。だからこそここに開業した面もあるのですが、しかしそれでも完全ではありません。先年も震度6の地震の震源地が高槻でしたし、史上最大の台風と言われた台風も高槻を直撃しました。

そういう経験もあって、医院を分散することの重要性を改めて感じました。もし1ヵ所しかなく、その医院に何かあってつぶれるようなことになったら、一気にスタッフも路頭に迷いますし、患者さんの紹介先もなくなってしまいます。

リスクヘッジという考えのもと、分院は本院とは別の環境を重視して開設しました。1ヵ所はショッピングモールの強固な建物の中。路面にある本院とはまた別の安全性があります。そしてもう一軒は距離的に離れた場所。3階建ての物件を借り切って開業しました。私が治療を行うのは基本的に本院だけです。

各医院は立地の違いによって、患者さんの「客層」も異なります。保険治療がメインの地域もあれば、予防の患者さんが非常に多い地域もある。この客層の違いも、一つのリスクヘッジと言えるかもしれません。

分院が増えると、目が届かない部分が増えるという心配もあります。しかし私は、ほとんどの問題はシステムをきちんと構築しておくことで解決できると思っています。例えば週に一回、分院の院長に週報を上げてもらっていますし、理念の共有も徹底し、スタッフの教育も統一しています。

働いていただくドクターも自分で採用し、本院でしばらく勤務していただき、信頼関係を築き、人柄もわかったうえで分院を託しています。

分院を増やすということに私はもう一つ、大切な意義を感じています。それは**質の高い治療を提供できる患者さんを増やしていける**ということです。その意味で、分院とは私にとって社会貢献の意味もあるのです。

ＬＴＶ（ライフ・タイム・ヴァリュー）という考え方

ＬＴＶとは、ライフ・タイム・ヴァリューの略。生涯顧客価値、つまり、顧客が生涯を通じて企業にもたらす価値のことを指します。

例えば、広告費と売り上げの関係の中で、私たちは５０００円の広告費を使って、その顧客から１万円の売り上げが上がったからＯＫという考え方をしがちです。

しかし、こうした短期的な視点ではなく、**一人の患者さんがこの医院において生涯にいくらお金を使ってくれるのか**を考えることが大切です。顧客と信頼関係を築くことができて取引が続けば、獲得費用を多くかけても回収することができ、継続的な利益を生むこともできます。つまり１回の治療で１万円という考え方ではなく、継続的な関係を作ることでそれが６万円になり、それを前提にして経営を考えていくことができるようになります。

当然、患者さんからいただくお金を１万円と見るのか６万円と見るのかで、広告費などにかける金額も変わってきます。

一般的には５０００円かけて広告を出して１万円の売り上げがあればいいという考え方をする人が多いと思いますが、本当のところ、通常１万円の売り上げの利益率は20％か30％ですので、本来それだけではペイできません。ただその後もその患者さんがリピーターとして何回も来てくれるので、それで始めてペイできていると言えます。ここでＬＴＶを意識し、１人６万円と考えてみると、その20～30％で１～２万円の利益という数字が見えてきます。つまりＬＴＶの考え方を取り入れておくと、顧客獲得への考え方が全く変わってくるのです。

このＬＴＶの考え方は、既に商品が飽和している成熟市場、私たちのような歯科医療の世界で特に有効な考え方です。成熟した市場で新規需要を起こしていくことは容易ではありません。**新規顧客の獲得とともに、顧客の定着化、長く関係を構築していくこと**が求められるようになります。そして、長く関係を続けることを前提に広告をはじめとした経営的活動を行っていくのがＬＴＶの考え方です。当然、ＬＴＶを高めるためには患者さんの満足度を高める必要性があることもわかるでしょう。

「三方よし」の精神

「三方よし」とは「自分よし、相手よし、まわりよし」の三方をよくすること。近江商人の経営哲学の一つで「商売においては売り手だけでなく、買い手と社会に貢献できてこそよい商売と言える」という考え方です。

私は月に1回、分院長会議の際、理念の確認の一つとして、この「三方よし」の話をよくします。医院が発展していく中で、医院の利益だけを考えて大きくしていっても、それだけでは長期的に考えてうまくいかない。大事なのは「三方よし」であると。

私たちにとっての「三方よし」とは、医院の規模が大きくなって、院長の給料が上がることも大切かもしれませんが、患者さんへの貢献と一緒に働いてくれているスタッフに対する貢献も忘れてはいけないということです。患者さんへのケアはもちろん、スタッフにもより楽しく働いてもらえるような環境を作らなければいけない、ということです。

各医院が大きくなることで、スタッフの給料も利益に応じて上げることができます。利益が出れば患者さんのために設備投資を行っていきます。治療のレベルも上がりますし、チェア数が増えることで患者さんが定期的に来られるようにもなります。

Win-Winという言葉もありますが、私はこの言葉はあまり好きではありません。自分が何かに勝つ（利益を享受する）ことを意識した上でWin-Winという言葉になるからです。そうではなく「三方よし」で、みんな一緒に幸せになれるようにと強く思っています。

歯科医師の仕事は意外と狭い世界で成立してしまっているため、ともすれば利己的な価値観にとらわれやすい職業です。自分よし、だけの考えに陥りやすい職業です。確かに自分のことは非常に大切です。自分が満足して働いていなければいけないと思います。しかしそれだけではなく、**患者さんやスタッフのことも同じくらい考えていかなければ長い目で見た時、成功は続かない**のです。

スタッフを幸せにするのは義務である

前項でお話しした通り、医院を経営していくなかで、私は常に「三方よし」を強く意識しています。自分が良くて、患者さんが良くて、スタッフや業者さんが良い。この「三方よし」がなければ、長く医院をやっていくことができない。それが私の考え方です。

経営の世界では、「ＥＳ（従業員満足）なくしてＣＳ（顧客満足）なし」という言葉があります。顧客満足度を高めるためには、まず従業員満足度を上げることが大切、ということです。

スタッフの満足度を上げることで、スタッフが楽しく働けるようになりますので、患者さんに対する接客の質も上がりますし、仕事も前向きにしてくれます。

自分一人だけの利益を考えていても、結局組織は長続きしません。利益が出たらスタッフの給料を上げる。そして患者さんのために、さらに良い設備を導入するということを考えることが大切だと思います(もちろん、固定費である人件費を一気に上げることは経営的なリスクにもなりますので、よく検討してください)。

そもそもスタッフの満足度を総合的に高めることができるのは、経営者だけです。他の誰にもできません。ですから経営者の考え方が従業員の幸せに直結します。

ただ、報酬面の待遇の改善だけでは、ともすればスタッフは、なるべくたくさん給料がもらえて、休みがたくさんもらえたら幸せ、という感じ方にもなってしまいます。

ですから、**幸せはお金だけではなく、本質的にその人のためになることは何か？ということもスタッフに理解してもらう必要**があります。例えば給料が高く、休みが多い生活はその時は楽かもしれません。しかし、その人の、その後の人生を中期的、長期的に見た場合、そんな楽ばかりを追い求めても、人間性が成長しないかもしれません。人間性を向上させ、例えば周りの人から好かれるような人物になることで、結果として重宝され、役職に付き、さらに年収も上がっていきますし、将来の仕事の幅も広がっていきます。私はそういう意味も含めて、スタッフの満足度を上げようとしています。

当院ではスタッフが資格を取るための支援をしています。勉強してその人が成長することで、もし当院を辞めてもすぐに次の就職ができるように、という思いも込めています。それがその人の将来のためにもなるのです。

いかに患者さんの「デンタルＩＱ」を高めるか

当院では初診の時に患者さんに対して初診コンサルといって、歯に関する知識をお伝えしています。

初診以降も配布させていただいている資料がたくさんあります。例えば、歯の神経を取ったら神経を取った時に読んでいただきたい資料。治療が終わった時は、その後の定期健診に関する資料といった形で、筋目には必ず資料を手渡すようにしています。

資料を配布する目的は、医師による説明の時間を短縮するとともに、説明漏れをなくし、患者さんの「デンタルＩＱ」を高めるという目的があります。**デンタルＩＱとは、歯やお口の健康についてどれだけ関心や知識を持っているかを示す指標**です。

デンタルＩＱを高め、歯のことを正しく知ってもらうことで、なにより定期健診の大切さを理解していただけるようになります。そうすれば、結果的に患者さんの残る歯の数も増えます。

デンタルＩＱが高まった患者さんは、対応が悪い医院では満足度が得られなくなります。医院からの離脱も少なくなり、両者がとても良い関係で、長くお付き合いを続けることもできます。売り上げとは単価×患者さんの数×回数ですので、その結果、常時経営的にも伸びていく状態を作っていくことができるのです。

歯の根の治療の注意事項

1. 治療後、腫れたり痛む場合があります（かむとまだ痛みます）

炎症のある歯を治療していますので、一時的に炎症が強くなる場合があります。歯が浮いた感じがしたり、かむと痛みがあったり、鈍痛が少し続いたりします。痛みがあるときは、消毒などの処置をいたしますのでいつでもご来院ください。

2. 歯の神経をとった（歯の神経がない）のにどうして痛むの？

歯の状態によっては痛みがない場合もありますが、虫歯の大きさや炎症の強さによって歯だけでなく骨や歯ぐきまで痛む場合があります。最終的な硬い根のお薬を入れた後でも痛みが出ることがあります。

＊歯の状態が悪い場合には抜歯の可能性もあります

3. 治療回数がかかります（５回以上かかることもあります）

次回以降、歯の中の掃除、消毒をしていきます。お薬の交換だけで終わる場合もあります。

4. 治療中の部位でのお食事はできるだけ控えてください

歯が欠けたり、根が破折して（割れて）抜歯になる可能性があります。

5. 歯が割れないように最終的には被せものが入ります

歯が割れないように最終的には被せ物が入ります
前歯：保険治療ではプラスチックを使用した白いかぶせもの
奥歯：保険治療では基本的に銀歯になります
見た目を気にされる場合は保険外のかぶせもの（セラミックなど）もあります

6. 仮のつめ物が一部かけたり、外れる場合があります

仮のふたをした後は２０分ほど飲食を控えてください。痛みがなければそのままでも大丈夫です。痛みが強い場合やお薬の味が気になるなどの場合はご相談ください

根の治療を途中で中断してしまうと、完全に治る確率が大幅に下がってしまいます。（進行すると抜歯の可能性もあります）
予約に合わせて来院して頂くことで、治療回数も最小限に抑えることができます。

平日夜7 時まで診療　水曜・祝日のみ休診
大阪府高槻市藤の里町19-24　TEL:072-673-4483
ほほえみ歯科

ホワイトニングから自費治療につながる仕組み

「ほほえみ歯科」では患者さんに対して、ホワイトニングのキャンペーンもたびたび行っています。

ホワイトニングは歯科衛生士が行いますが、特に当院がメインのターゲットとしている女性の患者さんの場合、このホワイトニングの結果、歯が白くなることで、とても喜んでいただけます。そして多くの患者さんがそれで終わらせず、もっときれいにしたいと希望されるようになります。

例えば歯がきれいになった結果、古いかぶせものの歯の色は変わらず濃いままなので、ホワイトニングしたらよりコントラストも目立ってしまいます。

すると、**ホワイトニングの結果、自費治療によるかぶせものなどが増えることにもつながります**。

他の医院でも、このような関係に気付かれているのでしょう。最近ではさまざまな医院でホワイトニングに力を入れているという話を耳にするようになりました。

もちろん私が勤務医の時にも、ホワイトニングをした結果、自費治療につながったという例はたくさん目にしてきました。ホワイトニングは回数がかかるので、その治療期間の中で言い出されることが多くあります。

歯に対する美意識の高い方、治療の部分ではなく見た目に意識が行かれるような方の多くは、先ほど申し上げたデンタルＩＱが高い方でもあります。

虫歯を治療して、その間にデンタルＩＱが高くなって、定期健診にも通ってくださるようになる。そしてホワイトニングをきちんと意識するようになり、自費治療につながっていく。当院では、こうした一連の流れを大切にし、患者さんと長くお付き合いさせていただくことを強く意識し、そのための関係づくりを、治療、応対、環境作りにおいて進めています。また、こうした医院の意図を、しっかりと歯科衛生士にも伝えています。

そのおかげで、「歯の色が気になるようでしたら次回、先生の予約を入れましょうね」と導く流れも自然にできています。

ホワイトニングで衛生士の手も離れる仕組みを作る

歯科医療の中で売り上げがあがるのはドクターの治療と歯科衛生士によるお掃除、ケアやホワイトニングの2つですが、私の医院では第3の売り上げの道も意識しています。それは、**患者さんが自宅で行うホワイトニング**です。

ホワイトニングには2種類あります。

歯科医院で、歯科衛生士がお薬を塗るホワイトニングと、患者さんが自分専用のマウスピースを作り、家でジェルを塗って寝ているときにはめておき、少しずつ白くする方法です。

ホワイトニングを医院から家で行う方法に移行していくことで、家で使用するマウスピースという物販を発生させることになるわけです。

患者さんはマウスピースを作ったら、あとはジェルを買うだけです。歯科衛生士の手もかからなくなり、ドクターや歯科衛生士の労力をかけずとも収益を上げることができるようになります。

自宅で行うホワイトニングは、患者さんにとっても利点があります。医院での施術の場合、一回でかなり歯を白くすることができます。しかしその分戻りも早くなります

その点、自宅で行うホワイトニングは、白くするために長く時間がかかるのですが、戻りがゆるやかで遅いという違いがあります。

患者さんとしては、医院で一気に白くして、家でさらに白く仕上げていくというのが良いと思います。

特に女性の場合、この自宅でのホワイトニングを好まれる方が多くいらっしゃいます。タバコやコーヒーによる歯の汚れはクリーニングによる研磨で白くすることが可能ですが、ホワイトニングの場合、何年もかけて少しずつ黄色くなってきた歯を白くするという違いがあります。白くするだけで、歯にとって悪いことはありません。歯を白くするだけでも、笑顔に自信を取り戻せます。このため30代、40代から上の女性の方々に特に好まれています。

第3章　マーケティングと新規顧客の獲得

「集客の窓口」Ｗｅｂサイトの作り方とＳＥＯ

先ほども述べましたが、「ほほえみ歯科」では、開院前に約１週間の内覧会の期間を設け、２５０人の予約を受けることに成功しました。しかし、当院での新患獲得のための活動はこれに限ったことではありません。

例えばＷｅｂサイトの開設は、新患獲得のための重要なアイテムの一つです。Ｗｅｂサイトにはいくつかの役割があります。まず私の顔を見せ、私自身のメッセージを伝えることもその一つ。

顔を見せることは歯科医院にとってとても大切なことです。当医院の理念の一つである「怖くない」というメッセージを伝えることになりますし、なにより自分の歯をどんな人間が触るのかを患者さんが一目で知ることができます。

これは美容院などが店舗をガラス張りにして、どんな人が自分の髪を触るのかを、外からでもわかるようにしているのと同じ仕組みです。

Ｗｅｂサイト内でのメッセージでは、**当院の大切な理念を私の言葉で伝えています。**実はこうした理念をしっかりと作り、伝えている歯科医院は意外と少なく、「ほほえみ歯科」の揺るぎない姿勢を伝える意味でも大切な役割を果たしています。

もちろんこのＷｅｂサイトでは、当院のお客様にとっての付加価値である**最新機器**のこと、**広い治療項目**についてもしっかりとご説明しています。例えば当院の差別化となる言葉、ヒアルロン酸、ボトックス、インプラントの特殊な技術ですとか顕微鏡、滅菌といった用語も意図的に使用するようにしています。

サイト内の文面などに、検索にかかりやすい単語をたくさん入れるということにも配慮しました。

私たちのターゲットとする患者さんが、どんな言葉で歯科医院を選んでいるのか。また最初の悩みは何かなどを盛り込んだＳＥＯ対策も施しました。

またＷｅｂサイトでは言葉遣いにも気を遣っています。患者ではなく、すべて「患者さん」。こんな細かいこと、と思われるかもしれませんが、この言葉遣い一つで、客層が変わってくるのです。

クレームに対する改善

当院では、患者さんからのクレームを大切にしています。それは、クレームを下さる患者さんは本質的にまだ当院を見捨てていないのでご指摘をしてくださるのですし、そのクレームは医院を改善するために必要なことだからです。

内容は、待ち時間について、あるいは予約がなかなか取れないことなど、治療以外の部分も多いのですが、私はこうして**クレームをいただくこと自体は、お褒めの言葉と同じくらいありがたいこと**と感じています。

なぜならこうした言葉はどれも、医院の中で治療に専念している私にはわからない、気づかなかったことばかりで、それを教えてくれる貴重な言葉だからです。

口コミサイトに載せられたこうしたクレームについても、私は放置するということは一切しません。何事であっても早急に対応します。

例えば受付の対応が悪いというクレームが書かれていたら、すぐに受付スタッフと話し合って、なぜそういう対応になってしまうのか、その原因も含め、よく話し合い、改善していきます。

何もクレームがないときには、改善自体がなかなか行われませんが、クレームをいただくことで、それをきっかけに、改善も進んでいきます。そして、すぐに対応し、改善した姿は、クレームをくださったご本人も必ず見ています。納得がいけば、必ずそれについても書いていただけます。

「すぐに直った」「良くなった」こうした評価は、時にお褒めの言葉よりも高いＰＲ効果につながります。

ＵＶＰで差別化を図る

ＵＶＰ（Unique Value Proposition）とは、Unique（独自の）Value（価値）Proposition（提案）のこと。顧客に対して「自社の価値」を提案するというマーケティングの言葉です。単に商品やサービスの性能・機能だけでなく、**その企業にしかない、独自の魅力を伝えていく**、という意味になります。

私の医院では、特にこのＵＶＰを大切にしています。つまり価値観で差別化を図り、より多くのファンをつかんでいきたいと考えているのです。

当院は、30代の女性を大きなターゲットの1つにしています。その方たちに当院の違いを伝えていくため、カフェのような内装にしていたり、アロマには高価でも一番良いと思っているものを使っています。予約しやすいように、最初から規模も大きくしました。

もちろん治療においても「怖くない」「痛くない」ということをお伝えし続け、他との差別化を図っています。

言葉遣いにも気を使います。言葉遣いは全て敬語。これは大前提です。私は患者さんに対してはもちろん、スタッフに対しても全て敬語を使用しています。

その上で、例えば「今から歯を削りますね」「今から虫歯をとりますね」という言い方は決してしません。そのような場合には「歯の形を整えますね」という言い方をします。

親知らずを抜くときも「歯を割って」とは言いません。「歯の形を整えていきますね」という言い方をします。

虫歯の治療を子供にするときは、「お掃除するね」と言います。それだけでも痛みを感じにくくなると考えているからです。

また「椅子を倒しますね」ではなく「椅子が倒れますね」と表現します。これは私からの力のベクトルを無意識に感じないようするための配慮です。

将来的には、ＶＩＰな患者さんへの差別化も考えています。

現在はおかげさまで患者さんが多くなってきて、あまり差別化ができていないのですが、将来的には個室をご用意したり、診察券のグレードを上げたり、飲み物をお出しするようなこともやっていこうと考えています。

第4章　スタッフと患者さんのマネジメント

行動指針「クレド」の存在

クレド(Credo)とは**企業全体の従業員が心がける信条や行動指針**のことです。

私は、「ほほえみ歯科」を開院する時に、私の信条をこのクレドの形にしました。これが私の医院で働くすべてのスタッフの行動指針となって、スタッフの在り方を決めています。

経営理念や企業理念とは異なり、それぞれの項目はかなり具体的です。例えば、誰かが体調不良だった場合に、休んでも他のスタッフが不満を言わないように示した項目などもあります。体調不良は誰にでもあることなので、他のスタッフで補うように頑張ります、といった項目です。項目は治療から院内での動き方、チームワーク、挨拶、礼儀、考え方、問題解決など多岐に渡っています。

当院では、このクレドを朝礼で週に2回読み、また何か問題が出るごとにクレドに立ち返っています。例えば、スタッフ同士も仲が悪い同士だと挨拶をしなかったり、ということも起こり得ます。ちょっと機嫌が悪い場合に挨拶しない、返事をしない子もいます。そういうことが気になる場合には、クレドの確認をした後、「クレドの何条にもあるように、挨拶は徹底していきましょう！」ということを言うようにもしています。**クレドのおかげで問題が出ても、それをプラスにするための糧として問題解決を行っていこうという姿勢でいることもできます。**

クレドを徹底することにより、プラスの考え方、ここで働いていることの素晴らしさをスタッフ全員の考えにしみこませていきます。そうすると少しずつスタッフの行動も言葉も姿勢も向上し、なによりも人間関係が良くなりました。

私が勤務医をしていたころ、勤めていた医院にはこうしたクレドが存在せず、人間関係が良好と言える医院はあまりありませんでした。自分が開院を考えたとき、良好な人間関係の構築は、自分でも大きな課題だと感じていました。

あるとき、リッツ・カールトンで「従業員満足とお客様満足の向上こそ利益をもたらす」という考え方のもとクレドが作られ、それがすべての従業員の行動指針となっている、という話を耳にしました。あの世界一といわれるサービスを提供するリッツ・カールトンのサービスの基本が全てこのクレドに書かれていることを知ったのが、当院のクレドづくりのきっかけだったのです。

大切なのは、「在り方」教育

私はスタッフのマネジメントにおいて大切なのは「在り方教育」だと考えています。

先にご紹介したクレドはこの「在り方教育」の重要な手段の一つです。

「考え方」「物事の捉え方」をしっかりしたものにすることで、全ての面でプラスにつながっていきます。

スタッフ同士が仲良くなることで、院内の雰囲気も良くなります。

具合の悪くなってしまった同僚を助ける、という在り方も繰り返し伝えていますので、こうした面でも「お互い様」の気持ちが浸透しており、休むことで人間関係が悪くなることもありません。

在り方を考えることによって、スタッフ同士の関係が悪くなる芽をあらかじめ摘んでいますので、楽しく働けます。また在り方がしっかりしていたら、もし患者さんからクレームを言われたとしても、きちんと「自分がいけなかったんだ」と反省することもできますし、それはすぐに改善につながります。

笑顔に気を付け、人当たりも良くすること。困っている人を助けるという在り方をしっかり持つことで、患者さんの満足度の向上にもつながります

先にもご説明した通り、週に2回、朝礼でクレドの内容を浸透させるように徹底しています。当院ではこれに加え、『月刊朝礼』という雑誌も活用しています。人の在り方についての豊富な事例が、朝礼で伝えられるような形で掲載されている雑誌で、朝に1日1話程度読んで、人の在り方について学んでもらっています。

紹介された話について、私も自分の体験のなかから、自分の医院に置き換えて説明を加えるようにしています。

これを始めたきっかけは、一つにはマンネリの打破ということがありました。最初はクレドだけを繰り返し学んでいたのですが、どうしてもマンネリになってしまいます。ここに、雑誌に載せられているストーリーを交えて話すことでより浸透しやすくなります。雑誌に載せられている話は院内発の（私の作った）モノではなく第三者の言っていることなので、スタッフの耳にも素直に入りやすい面もあります。ぜひ活用してみてはいかがでしょうか。

「仕組み化」で品質を均等化する

私は、「ほほえみ歯科」の業務において、人は誰でもミスをするものなので、なるべく個々の人間の能力に依存しないような仕組みを作る必要があると考えました。

例えば、事務員が何か資料を作った時も必ず作り方から共有化します。その事務員だけがその資料作りをできるようになっただけではだめ、ということです。その事務員の力にだけ頼っていたとしたら、他の人をそこまで育てるのにもとても時間がかかります。

ですから、一つの作業を誰かが行った場合、ほかの誰でも同じことができるように仕組み化し、共有していきます。資料は分かりやすい名前（名前の付けかたも形式化しています）でクラウド上に保存して、皆が見られるところに置いておきます。1つの書類を見れば、誰でもその書類を検索することができるようになっています。

また、院内のさまざまな作業について「見える化」も進めています。

例えば、CT（レントゲンの一種）の操作は少し複雑で、操作ミスも多く発生します。そのため、CTを操作する際に見える場所に、操作手順や方法を書いておいたりしています。

こうすることで誰がやっても間違えることがありません。**個人の能力に頼ることを極力少なくし、誰でも同じ結果が出るように**しています。

こうした仕組み化が必要だと感じたのは、開業当初の時期でした。開業当初は、スタッフが気持ち良く、充実して働いていけるような環境もでき上がっていない時期で、何事においても基準がしっかりとしておらず、人の入れ替わりが頻繁に発生しました。人が辞め、新しい人が入ることがしょっちゅうでした。スタッフ教育にも力を入れていたのですが、その都度、一から教えるのはとても大変だなと感じていました。

そこで取り入れたのが仕組み化ということでした。その結果、ミスは大幅に減り、特定の人にしかできない作業もほとんどなくなりました。さらにこの仕組み化は、分院の開業時にも役立ちました。同じ仕組みを共有してしまえば、同じクオリティで何事も行っていくことができ、大きな効果があったのです。

「誰でもできる」ためのツール作り

私の医院で、前項の「仕組み化」とともに徹底しているのが、「マニュアル化」です。

例えば、当院に入社した方には、その日のうちにマニュアルを渡しています。「このマニュアルによく目を通し、当院で働くうえでこの内容を全部学習しておいてください」とお願いいし、後日テストも実施します。

合格しないといけないので、皆さん真剣に学んでくれますし、そのおかげで最初の2週間で最低限の動きはできるようになります。

マニュアルのボリュームは約30ページ。そんなに無茶苦茶に多いわけではないですが、当院で働くうえでの大切な約束事がまとめられています。

テストは80点で合格。これを満たさない場合には受かるまで再テストとなります。

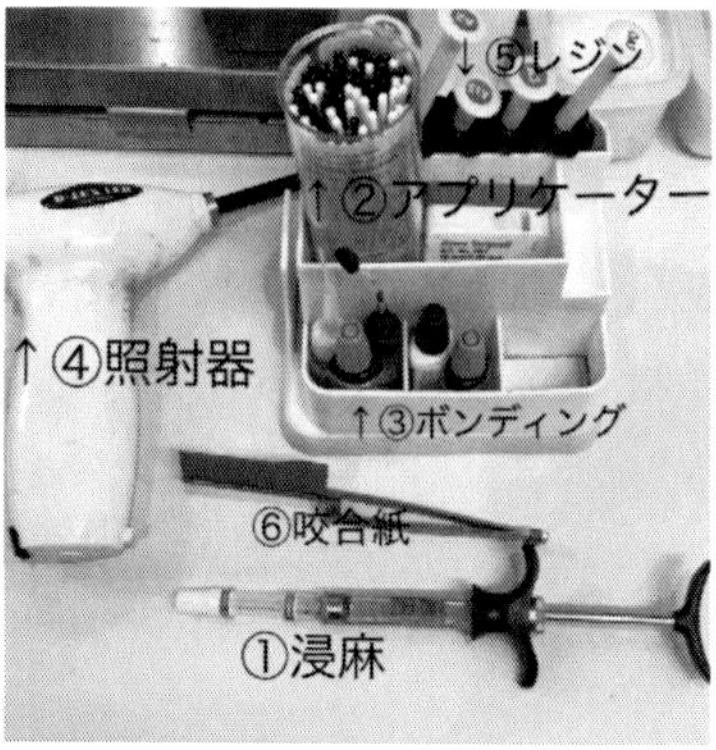

1.カリエスの大きさによって①**浸麻**を利用。
2.カリエス除去した後に②**アプリケーター**に③**ボンディング**を１滴塗布してDrに渡す。
3.Drが塗布してエアーをかけたら④**照射器**で３秒照射する。
4.⑤**レジン**をDrに渡す。**レジンのことをフローという。**（大人はA3　子供はA2)を利用
5.レジン塗布終わったら④**照射器**で照射
6.咬合の高さ見る時に⑥**咬合紙**を利用する。

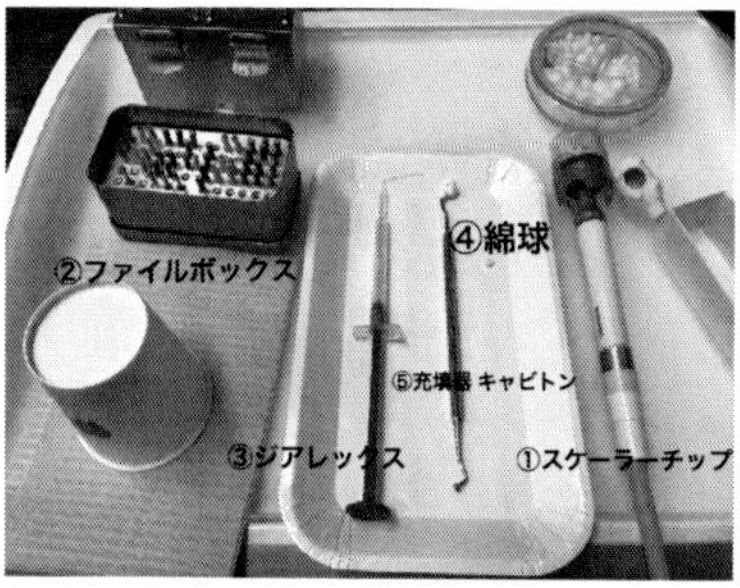

1.仮蓋はずすのに①**スケーラーチップ**を利用
2.根先を清掃するのに②**ファイルボックス**で清掃する。
3.根先消毒する時に③**ジアレックス**で消毒
4.消毒したあとに④**綿球**をいれて
5.キャビトンでふたをする。
（キャビトンつけるときは三角にして後ろにつかないようにする）

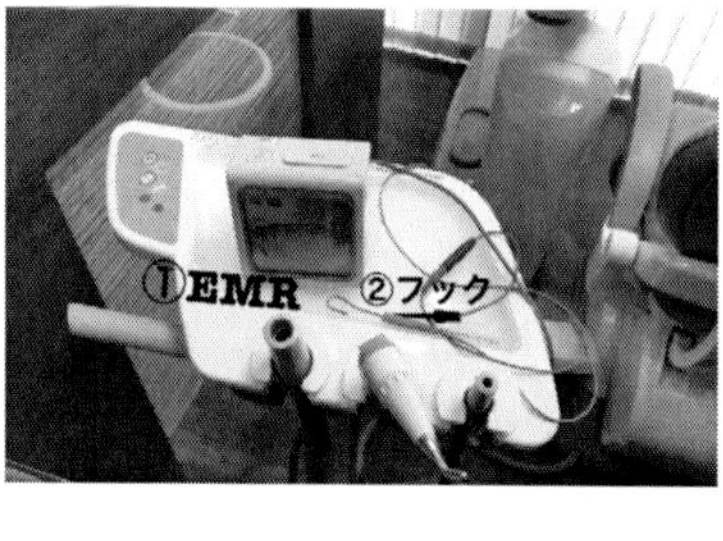

1.ファイルボックス使う時に①**EMR**をつかう。用意する時は
②**フック**もつけておいて電源もONにしておく

宝塚の美人とブス

「宝塚の美人の25か条　ブスの25か条」。「ほほえみ歯科」では、これをスタッフ用のトイレに貼っています。スタッフはほぼ毎日、これを目にしているわけです。

もともとは、「ブス25か条」が宝塚歌劇団の誰もが目にする場所に貼られていたそうですが（いまは貼られていないそうです）、それを逆にしたのが「美人25か条」ということでしょう。

読んでみるとわかりますが、この25の戒めは、何も女性だけを対象としたものではなく、**人間としてのあるべき姿を逆説的に示したものではないか**と思います。

私は、クレドとともにスタッフ教育の重要な柱として考えています。

【ブスの25か条】

1　笑顔がない
2　お礼を言わない
3　美味しいと言わない
4　精気がない

5　自信がない
6　愚痴をこぼす
7　希望や信念がない
8　いつも周囲が悪いと思っている
9　自分がブスであることを知らない
10　声が小さくイジケている
11　なんでもないことに傷つく
12　他人に嫉妬する
13　目が輝いていない
14　いつも口がへの字の形をしている
15　責任転嫁がうまい
16　他人をうらやむ
17　悲観的に物事を考える
18　問題意識を持っていない
19　他人につくさない
20　他人を信じない

21　人生においても仕事においても意欲がない
22　謙虚さがなく傲慢である
23　他人のアドバイスや忠告を受け入れない
24　自分が最も正しいと信じ込んでいる
25　存在自体が周囲を暗くする

【美人の25か条】

1　いつも笑顔でいる
2　お礼の言葉（ありがとうなど）をよく口にする
3　食事すると美味しいと言う
4　元気があってキラキラしている
5　根拠はなくても自分はできると信じている
6　楽しくて面白い話をする
7　希望や信念がある
8　いつも周りの人に感謝をしている
9　自分を愛して大切にしている

10　声がハキハキしていて、明るい
11　何が起きてもまっ！いいか！と笑い飛ばす
12　人のいいところが見えて憧れる
13　瞳が輝いている
14　常に口角が上がっている
15　責任感が強く、自分の過ちも素直に反省できる
16　自分の考えをもっていて、軸がぶれない
17　いつも楽天的に物事を考える
18　常に成長したいと考えていて勉強する
19　人のお役にたてることを率先してやる
20　人を信頼し信じている
21　人生においても仕事においても意欲的である
22　常に謙虚な気持ちで、他人を見下さない
23　周りのアドバイスや忠告を素直に聞ける
24　人のことをジャッジしないで、ニュートラルに考えられる
25　存在自体が周りを明るくパワフルにする

大切なのはコミュニケーションの回数

心理学の世界に、ザイオンス効果（単純接触効果）という言葉があります。人間関係において「熟知性の原則」と呼ばれ、何度も繰り返して接触することにより、好感度や評価等が高まっていくという効果です。

人が人を好意的に評価するかどうかは、コミュニケーションの内容もありますが、私はコミュニケーションの回数によるところが大きいと感じています。典型的なのは、テレビでいつも見ている俳優さんを好きになる現象です。皆さんがお馴染みのユーチューバーを好きになるのも一緒だと思います。

私の場合、ザイオンス効果はおもにスタッフに対するものです。何か行動として接触があった時には必ず「さっきはありがとう！」「髪の毛切りましたね」「さっきのバキュームのやり方、良かったね！」等々、簡単なコミュニケーションを繰り返し、とにかく回数を増やすことを心がけています。「今日は暑いですね」といった挨拶程度でも効果があると思います。

こうした小さな接触を増やすことでザイオンス効果が生まれ、向こうも好意的に思っ

てくれるようになります

またこうして細かい接触を増やすことで、スタッフにとっては、院長である私が自分に関心を持っている、きちんと見てくれている、というふうに思ってもらう効果もあります。特に、法人が大きくなってくると、一人一人と時間をとって話すことは難しくなります。その中でも少しずつコミュニケーションを積み重ねたのです。

私がこうした言葉がけを心がけるようになったのは、やはり人間関係、特にドクターとスタッフの関係がどうもうまくいかない、と感じることがあったからです。良い時期もあるのですが波があり、なかなか安定しない。そのためにクレドを繰り返し伝えていったりもしました。もちろんクレドの効果はありましたが、それだけではダメだったということです。

言葉がけ、クレド、そして控室のオープン化、ちょっとしたお菓子の差し入れ。考えつくことをとにかく繰り返し行い継続することで、ようやく院内の雰囲気を変えることができたというのが実感です。

クレドは確かに効果があります。しかしそれだけでも足りません。さまざまな面からのアプローチを行っていく必要があると思います。

女性は理論だけでは動かない

歯科医院の場合、どうしてもスタッフは女性中心になります。多くの医院で女性スタッフの皆さんと院長の仲がうまくいかない、というケースを実に多く耳にします。

私は、その理由の一つは、院長が「理詰め」で女性スタッフを納得させ、動かそうとしている部分にあるのでは、と思っています。

男性スタッフの場合、理屈で押してもわかってくれる部分があります。しかし、女性は男性よりも感情の面が強いので、いくら論理、理屈で話したとしても分かってもらえない、納得しない面があると思います。

ですから、私は女性と話すときは、**とにかく傾聴する**ことにしています。時には明らかに筋が通っていないと感じることもありますが、とにかくずっと頷いて聞くようにしています。感情面にとにかく配慮して「なるほど　なるほど」と聞いた後、「それでは、どうしたら相手も喜んでくれるようにできますか？」という言い方にするよう心がけています。

例えば、患者さんからクレームを言われたようなケース。これも「あなたのやり方が悪い！」という言い方はしません。対応についての苦労、事情などとにかく話を傾聴した後に「こうしたほうが患者さんも喜ぶと思うよ」という言い方にしています。

ひたすら聞く。「言葉遣いはこうでしょ！こうじゃないとだめでしょ！」という言い方ではなく、「自分がこういう言われ方したらどう思う？」といった話し方をします。

私も、医院を開業したばかりの時期は、課題が多数発生し、そういう時には「こうして」「この方がいいでしょ」という言い方になってしまう時がありました。確かに正しい理屈を言えば通じる。とにかく正しいことを言えばいい、そう思ってしまうところがありました。

しかし大切なのは、何が正しいかではなく、どうやったらスタッフの女性が成長してくれるか。医院として求められている態度、姿勢になってくれるかということです。もちろん正しいことは大切ですが、それを一番に持ってきてはいけません。

とにかく基本は「傾聴」「共感」。そして、何かを指摘する時は相手の将来を思ってする。「その考えはあなたのためにならないから」というニュアンスを常に考えています。「絶対そうしたほうが、あなた自身も楽しくなるから！」という言い方をするようにしているのです。

スタッフは怒らない。褒めて育てる！

私は医院を経営するようになり多数のスタッフ、特に女性スタッフとのやり取りを通じて、とても大切なことを学びました。それは、「怒っても、何も良いことはない」ということです。

歯科医院ではどこでも女性スタッフが多く働いています。女性は自分の価値観が強いため、上から目線で「そんなことしたらダメ！」と、叱るような形でものを言うと、その内容よりも先に反発が出てしまいます。その時点で心のシャッターが下りてしまう。そうなると何を言っても通じなくなってしまいます。

もし悪いことがあったとしても、私は怒りません。例えば「患者さんを見送る時にはマスクを外してね！」といった形で優しく指摘するだけにしています。そして、そのスタッフがマスクを外して挨拶ができるようになったら、「おおー！いいね！」とできたことを褒めてあげます。

そのやり方の方が断然伸びます。こちらにしても、ストレスがたまりません。

正直なところ、自分をこうした状態にまで持ってくるために、たくさんのことを経験しました。その度に反省もしました。やはり診療に忙しいと、こちらもちょっとイライラしてしまい、言葉が荒くなってしまう時もありました。間違いが繰り返されると「ちゃんとやってよ」という風になってしまうこともありました。しかし、怒った結果、何一つ改善されず、何一つ伝わらない。そんなことを繰り返し、ようやく学んだ姿勢です。

大基本は、「怒っても、何も良いことはない」。

経営面から見てもそうです。一回怒ってしまい、もしそれで人が辞めてしまったら、それこそ何十万円の損失です。求人を出すのにも10万円以上かかりますし、また一から教育をしていかなくてはなりません。

一回怒っただけで即座にやめるということはないのかもしれませんが、少なくとも怒った結果、相手はこちらに対して不信感をいだくようになります。その結果コミュニケーションがうまくいかなくなって、結局私の悪口を言いながら辞めていくということになります。そういうことは実際にありました。

「怒っても、何も良いことはない」。私の心からの思いです。

受付管理の重要性

受付の存在は非常に重要です。受付の対応一つで、困っている患者さんが電話をかけた時に「ああ、優しい医院だな」と思うのか、「なんて冷たい医院だ」と思うのか決まってしまいます。患者さんからの電話への対応や患者さんに対する受付での対応は、ずっと診察を行っている院長の目には届きにくいものです。私は、例えば電話対応に関しては、分院から本院に電話をかけて覆面調査をするようなことも時には必要だと考えています。

受付が診療の予約を管理しているので、**受付のさじ加減一つで、患者さんを断り、予約状況をコントロールするようなことも起こります。**実はこれは歯科医院においては本当によくあることで、他の医院での同様の例も頻繁に耳にします。

私の医院ではこうした行為を防ぐため、週に2回、その日から1週間後までで予約が入っていない時間帯を報告させています。

また電話での新患さんからの予約を、忙しいのを理由に断ったりということもあるので、空いている所の理由の確認も行っています。

院長とすれば、まさか受付が患者さんを断っているとは思わないので、ずっと気づいていない先生も大勢いるはずです。

私の医院では、以前の項でも申しあげましたが「困った患者さんは必ず助ける」ということを理念にしています。

診療が終わる時間の間際に、急患で痛みがあって飛び込んできた患者さんを、過去に受付が断っているケースもあったのですが、そういうことは絶対にしない、ということを強く伝えて必ず診るようにしています。

そもそも「応召の義務」が医院にはあります。そういう法律の話もして、診ないことはいけないことであり、罰金にもつながるという意識も徹底させています。

「もし自分がインフルエンザで辛い時に診察を断られたら、どう思う？」というたとえ話も加えて伝えるようにもしています。こうしたことをずっと言い続けることで、急患にも対応する文化ができてきました。

受付は医院の顔

治療中にドクターと患者さんが話す時間は多くありません。話す内容は、治療についての内容にほぼ限られています。そうなると、医院への印象の大きな部分を受付が担うことになります。

もともと"歯医者さんは怖い"というイメージが強く、患者さんが緊張されているケースもあります。そんな患者さんの気持ちを明るくする役割の多くは受付にかかっています。そのため受付の教育がとても大切だと思います。

例えば、医院の近くに患者さんが住んでいる場合が多いので、近所でお会いした時など「〇〇さん、こんにちは！」と挨拶したりすることも大事です。

こうした**日頃の気遣いがあれば、来院した方にもフレンドリーに対応することが可能**です。

以前私が勤務したある医院では、受付に対して管理も教育もできていませんでした。そして対応の悪さもあって、みるみる患者さんが減っていくのを実際に目にしてきました。

また前項でも申し上げた通り、その医院では受付が自分が忙しくなるのが嫌で新しい患者さんを入れないようにしていたので、患者さんの数にも大きな影響がありました。

受付の行為だけで、その歯科医院がつぶれてしまうのではないかと感じたほどでした。そのくらい受付は大切な存在です。

私の医院の場合、**受付を閉鎖的にしない**、ということも心がけています。そのために、受付を担当するスタッフを敢えて増やしています。

だいたい１日に２人が受付に入るのですが、敢えて事務のスタッフを受付に入れたりして、受付の場所を受付のスタッフだけの世界にしないように、風通しを良くするようにしています。

こうすることで、もし受付内でトラブルが起こったり人間関係が悪くなった場合でも、私の耳に入りやすくなりました。

急患は必ず対応する！

急患とはここでは予約を取らず、直接「急に」来院してしまう方のことです。
この急患の受け入れを当法人では徹底し、もちろん朝礼でも繰り返し伝えています。
急患を断ることで、既存の患者さん満足度にフォーカスすることで自費率も上がり、経営的には有利だと思いますが、そもそも患者さんが困っている時に断ってしまうというのは医療として良くないことです。

「ほほえみ歯科」でも、予約なしにぶらっときて、「歯は痛くはないけど、親知らずを抜いてほしい」とか、「歯をお掃除してほしい」といった患者さんは少なくありません。こうした、「痛くてその晩お食事がとれない」という急を要する以外の急患の方も多くいらっしゃいます。急患の数は、医院の立地によっても異なります。新患の中で、本院で10人に1人、ある分院なら6人に1人くらいは急患の方かもしれません。

当院では、こうした緊急度の少ない方でも、必ず受け入れるようにしています。先生によって考え方が違うのもわかりますが、当法人では急患は全て診るというのが理念なのです。

そもそもわざわざ来院していただいた患者さんを帰すようなことはしたくありません。

もちろん予約の方が優先ですので「1時間くらいお待ちいただくことになるかもしれません」というお断りはします。また、時間のかかる抜歯などは別の日に予約していただき、その日は急患対応の応急措置にさせていただいています。

基本は予約制ではあるのですが、一定の数の患者さんが予約なし、急患として来院されているので、それを見越して、**予測して診察時間を組み立てていく必要もある**と思います。

こうした急患対応は、もちろん受付のスタッフにも徹底しています。帰り際の時間などはつい楽をしたくなるものでしょうが、これについても、在り方教育が大切です。

キャンセル対策のシステム化

キャンセル対策は、歯科医院にとって非常に大切な課題です。

当然のことですが、キャンセルがあればあるほど売り上げが下がります。

課題解決の一つの方法は、もしキャンセルが出た場合、その予約日までに時間があればそこに他の誰かの診察を入れられるようにすることです。そのため私の医院では、**キャンセル待ちのリストを作る**ようにしています。例えば週に2、3回来たい方には、曜日や午前、午後などの希望を入れてもらっています。こうした希望日を書き込んでおけば、キャンセルが出た場合に、そこにその方を入れることができます。当院から連絡をして来院していただくのです。

もう一つの対策は、事前の連絡です。来院日の前日と当日に、患者さん本人様宛にショートメッセージが届くようになっています。

これによって、診察日を忘れることによるキャンセルをなくすようにしています。

もう一つ、当院では、**キャンセルポリシーというものも作っています**。

基本的にキャンセルはしないように、という注意書きなどを書類にしているので、患

キャンセルポリシー

みなさまにスムーズに治療やメインテナンスを受けて頂くためのご案内です。

ご予約の変更・キャンセルについて

ご予約の変更・キャンセルは予約日２日前までにご連絡下さい。

遅刻について

ご予約時間より遅れての来院になりますと、応急処置となり治療時間が短くなる可能性がありますので、ご了承下さい。

無断キャンセルについて

無断キャンセルをされた方には、当日から１週間連絡をさせていただく場合があります。今後の通院の確認も含めての電話となりますので、ご理解下さい。

治療の中断について

治療の中断により、歯の病状が進行してしまいます。
進行すればするほど、費用・来院回数・治療期間が多くなってしまいます。
中断してしまった場合でも、ご自身の歯を守るためにご連絡頂ければ幸いです。

私たちスタッフも「ご予約＝患者さまとのお約束」という精神で頑張りますので、是非ともご協力のほど宜しくお願い致します。

者さんにはまずそれをお渡しします。

それでもキャンセルをする方はいます。そうした場合、キャンセルを繰り返す方は予約が取りにくくなるような対策もとっています。キャンセルの内容、前日キャンセルなのか、当日キャンセルなのか、無断にキャンセルしたのかによってポイントを決め、何ヵ月で何ポイント以上だったら予約が2週間に1回しか取れないといった決まり事も取り入れています。

正しい情報を伝え、選ぶのは患者さん

歯科医院にとってより大きな利益になるのは、自費治療です。しかし、そうだからと言って、私の医院では無理に自費治療をお勧めするようなことはしません。例えば、インプラント治療や高額な矯正などは、大きな利益になりやすいのですが、こちら側から売りこむことは一切しません。

例えば患者さんの歯が抜けたら、これに対してできる治療法を正確に説明します。その結果、治療法を選ぶのは患者さんです。

歯が抜けたときの治療法は、口腔内環境が揃っている場合、結果だけを考えれば圧倒的にインプラントの方が優れています。歯科医の誰もがそれを知っています。周りの歯にも優しいですし、歯の寿命も延びます。私は、こうしたインプラント治療の情報をまず、きちんと患者さんに伝えていきます。しかしそれだけで終わらせず、欠点も必ずお伝えします。インプラントの場合、欠点は高額であること、永久に使える保証はないこと、手術が必要であることなどです。

逆に保険治療の利点と欠点もお伝えします。欠点はインプラント治療に比べ周りの歯

への負担が大きく、歯の寿命がインプラントほど長くない点。利点は、価格の安さ。患者さんの中には、いちばんの関心事が治療費という方もたくさんいらっしゃいますので、もちろん保険治療に関しても、誠実に説明をして治療を行います。

こうした**説明は、ブリッジ、入れ歯、インプラント、全ての場合に行います。**

きちんとご説明することで、患者さんも自分で選んだという満足感も得られますし、なにより押し売りされて気持ち良い人もいないでしょう。

自分がされて不快に思うことはしない。そのため、当院では全ての治療にクレジットカードの利用も可能です。こういった気遣いも紹介の患者さんを増やすための一助になっていると思っています。

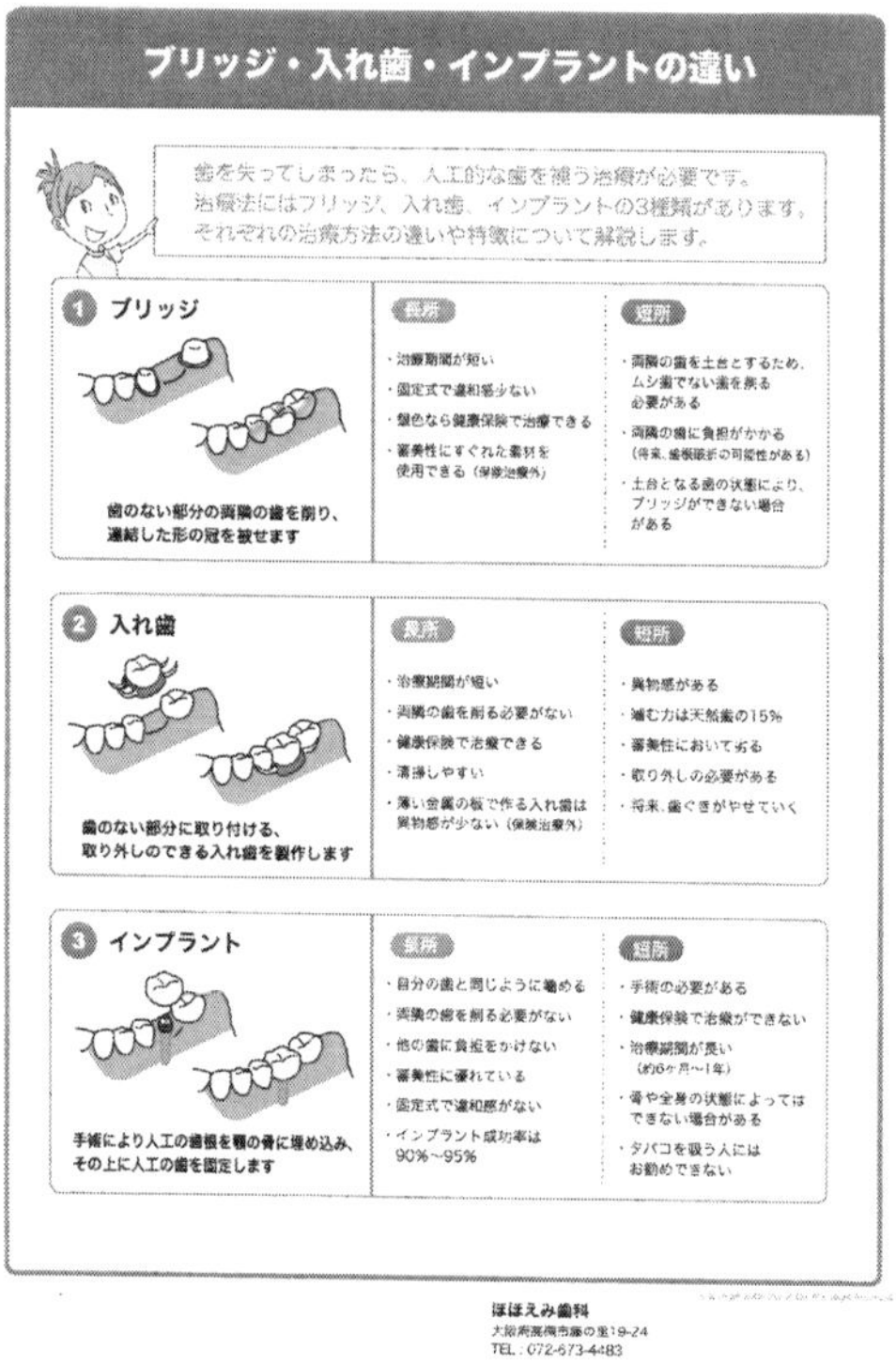

他人に１００%を求めない

私は全ての作業において、自分一人で行うのではなく、人の力を借りるということを常に意識している、ということはすでに申し上げました。

私自身が一人でできる仕事は限られています。私も一時期、多くの仕事を抱え込んで、どうやって自分の日々のタスクを消化するかを悩んだ時期がありました。品質を保ち、自分が納得することを行うためには、どうしても自分でやるしかない、と考えていたからです。

しかし、仕事量が増え手に負えない状況となり、必然的に人の力を借りざるを得ず、気持ちを切り替えていきました。

この時大切だと感じたのは、人に１００%を求めてはいけない、ということでした。

人に任せられず、自分で抱え込んでしまい、結局狭い範囲の仕事しかできない人の多くは、人に完全を求める傾向が強いのではないかと思います。やってもらった結果を見て、満足できなくて腹を立て、なかなかその人に任せることができない。そして自分で抱え込む。

語弊があるかもしれませんが、まずは**60点で良いと思うことが大事**だと思います。相手に完璧を期待しない。徐々に質は上がっていきますので、とにかくやらせてみるということが大切です。もちろん治療については別ですが。

最初、こうした切り替えはすごく難しいことでした。自分がやったほうが早くて良いものができあがるのですから。今でも一つの仕事をよーいドンでやったら私の方が早いと思います。しかし、誰かに依頼したら、例えばラインを1行打って指示するだけで、たとえ60点のものであっても自分の時間は使わずに必要なものができあがってきます。

ですから、人の仕事ぶりを我慢するというのではなく、そういう風に依頼して進めていくと決めることも必要でしょう。

任せたものは、一つ一つの結果を見て、もちろん改善点は指摘します。しかし、なかなか思ったものにならなくても、「じゃあ自分でやる！」とは言いません。何回も修正していくことでスタッフ自体も育っていきます。

人の力を借りることを徐々に広げていくことで、治療以外の、病院の経営のためにも時間を使うことができるようにもなります。

第5章　クリニック経営が失敗する原因

自分の考えに固執すること

歯科医師はもともと、自分のことを職人として捉えている面があります。それはもちろん正しいことではあるのですが、一面、職人としての自分にこだわるあまり、自分の考えに固執してしまう側面もあるようです。つまり、人の意見には耳を傾けず、自分が正しいと思うことだけをやる、という行動に出てしまう。そうなると、スタッフはなかなかついてこないような状況にもなりがちです。

私自身、もちろん職人としてのプライドはあります。しかし、意識的に視野を広くとって、「俺の考え方についてこれなければダメだ」という考え方は捨てるようにしています。周りのスタッフたちと共生していかないと、組織は成り立たないからです。ですから仕事は自分一人でやっているのではない、ということを常に認識しなければいけないな、と思っています。

自分の視野でしか考えていない、という独善的な態度は、スタッフばかりでなく患者さんへの態度にも出てしまいます。

確かに私たちは、どの治療が最良か、ということはあらかじめ知っています。しかし、私はそれを押しつけることはなく、患者さんに選択肢をすべて説明するようにしています。良い点、悪い点を説明して、患者さんに選んでもらうのです。

しかし、自分の考えに固執する方は、最初から結論を言って、それを押しつけるようなことをしてしまいます。

あるいは、自分は質の高い治療が最優先と、技術面だけに目を向けて、痛くない治療や、患者さんがリラックスできる環境などに対して全く配慮しないことにもなってしまいます。こうした傾向は、多くの歯科医師の方に共通して言えることかもしれません。**医者の世界は完全に閉鎖された世界なので、なおさら自分の考えに固執することにもなりがち**です。朝起きたら職場に行って、職場の中の人間関係だけで過ごし、終わったら家に帰って寝る。休日も歯科医師同士の集まりに参加したり、本当に仲の良い友達にしか会わなかったりします。その結果、視野は広がらず、自分で社会性をなくしていることと自体に気づきません。

最近他業種の方と会いましたか？自分の意見でミーティングを押し切っていませんか？

これを読んでいる歯科医師の皆さんも、ご自身がそういう状態になっていないか、ぜひ一度考えてみてはいかがでしょうか。

医院の規模が可能性を閉ざす

最初、医院を開業する時、どの程度患者さんに来てもらえるかわからない、あるいは自分一人で仕事をやるのだから、という思いからチェアが3台くらいしか置けない場所で開業してしまう場合が多いようです。しかし、患者さんが増えてきたときに（普通にやっていたら患者さんは増えてくるはずなので）、たった3台のチェアでしか診ることができないのでは、キャパシティがすぐにいっぱいになってしまいます。

3台のチェアということは、医院が診られる患者さんの数の限界を示しています。例えば、1台のチェアあたりで診られる患者さんの数はある程度決まっています。それ以上は基本的に増やすことができません。つまり、早い時期に患者さんの数は頭打ちになってしまいます。

こうなると、急患を診ることもできなくなりますし、新患の患者さんを積極的に増やしていくという考えにもなりません。早い段階で月商は頭打ち、あとはその売り上げをキープするような状況になってしまうのです。

ですから、**これから開業を考える方は、5台以上入れられるスペースでの開業を最初か**

ら考えたほうが良いと思います。

ただ、将来の患者さんの数の増加を織り込んで、最初から５人分のスペースを確保すると、必然的に家賃も高くなってしまいます。たしかにそれはリスクにもなります。しかし、スペースがないと、どんなに頑張っても患者さん数はすぐに頭打ちになり、それ以上頑張りようがなくなってしまいます。患者さんが増えない状況で、この先ずっと続けていくということになります。ですから、開業時の規模は非常に大事なのです。これから開業する先生は、この考え方を得られただけでも本書を購入した価値があると思います。

しかし、すでに３つしかチェアのない医院を開業されている方はどうすればいいのか。方法は２つ。まず、自費治療に特化して、患者さん一人から上げられる収益を向上させること。そうすれば患者さんの数は減りますが、売り上げは増やすことができます。

２つ目は近場でもっと広いスペースに移転すること。新しい患者さんが取れないような状況なら、一考する価値があると思います。

移転にはお金はかかりますが、返せない金額では全くありません。

売り上げ規模を考え、新患を逃がしてしまうくらいだったら、私は移転を早めに選択したほうがいいと思います。

歯科医師としての出口を考えていない

マグネット効果についてはすでにお話ししましたが、医院の開設においては場所的な立地に加えて、視認性についても考えなくてはなりません。

例えばテナントとして入る場合、ビルの2階ではなく1階にするべきだと思います。医院の経営、新患の獲得に失敗される方というのは、家賃が安いという理由でビルの3階、4階に開業します。2階でさえだいぶ不利ですので、私はお勧めしません。

実は歯医者さん選びにおいてネット、口コミとともに多いのが、「近所にある」という理由です。「ああ、ここに歯医者さんがあるのか」という理由で来る新患の方がとても多くいらっしゃいます。

その時、視認性の悪い2階以上にある場合と、1階にあって、ガラス張りで正面に医院名が書いてあるような場合では非常に大きな差が生まれます。そもそもそこに歯科医院があることに気づかないと入らないことと、ただでさえ怖いというイメージがある歯科医院ですので、1階にあり中を見て安心して入れるということは大切な点です。

また2階以上ではエレベーターがないと、足腰が弱い人は通えません。

そしてもう一つ。開業にあたって、自分の歯科医としての出口を考えていない人が非常に多いと思います。つまり**自分が将来どうなっていくのか**、の出口です。それは多くの人が開業をゴールと勘違いしているからです。

自分の歯科医としての出口を考えた場合、医院開設のための立地条件もおのずと変わってきます。例えば田舎では、医院の数が少ないので、実は一人勝ちできる場所が多くあります。ただ田舎だと非常に困ることがあります。それは後継者やスタッフが確保しにくいという点です。

私たちは今は若くても、必ず年を取ります。最終的に自分が70歳、80歳になって引退する時に、田舎では後継者がいないということにもなってしまいます。もちろん50歳で引退したいという時にも、後継者がおらず引退できません。逆に都会なら後継者は見つかりやすいです。

ただし、都会の場合、後発の若手歯科医師でできる歯科医師も多いでしょうから、自分が高齢になっても、周りの医院よりも魅力的な医院作りができないといけません。

こうした点も考えて、医院の立地を考える必要があります。

求人ができない立地条件

求人についても、医院の立地は非常に大切です、もちろん求人は都心部が圧倒的に有利です。採用で一番難しいのはドクターの採用ですが、医院の規模を大きくしていくことを考えた場合、ドクターの採用は必ず必要になります。歯科医院はほとんどの方が自分で開業していて、フリーの方が少ないという状況もこの採用を難しくしています。

こうした厳しい状況で求人を考えると、立地が非常に大切です。例えば、歯科大学がある地域に開業するというのも手でしょう。もちろん先ほど申し上げた通り、都会の方が長期的に経営（売り上げ）で成功するのは難しいことです。しかし、若い歯科医の多くは都会で働きたいと思っています。逆に、都会から不便なところに勤務したがる人はなかなかいません。遊ぶもの一つないところに行くのは、最近の若い歯科医師には特に抵抗があります。

もちろん、都心部ではライバルが多いので競争も激しく、経営は難しいものになります。すごく勉強している人もたくさんいます。ですから東京、大阪、福岡、名古屋などの大都市では特に経営が難しいので、都市の中心部から少しずらしたあたりの場所を選ぶのが良いと思います。私の選んだ高槻市は、まさにそんな土地でした。

私の場合、ドクターの採用は自分の手で行っています。若手向けのセミナーなどを開催したり、大学のＯＢ会の関係などでリクルートをかけています。

ドクター以外のスタッフは、主に求人媒体を利用してリクルートしています。当院は給与が平均より高く福利厚生もしっかりしていますし、パートでも有休が１００％取れます。こうした条件をしっかりアピールしていますので、募集をかけるとたくさんの方が応募してくれます。

面接にあたっては、人間関係をとにかく大切にしていますので、**「人を大切にできない方は試用期間で辞めてもらいます」**と伝えています。

そして面接のとき、「今までの人生はツイていましたか？」と質問します。これで、今までの自分の人生に対して前向きに評価できているかを見ています。

経営を知らない歯科医師が最初にぶつかる問題

歯科医院であっても経営の勉強は必要です。しかし、多くの歯科医師が経営を全く勉強しないで開業してしまっています。そもそも、歯科医師には経営の勉強をするという概念があまりありません。大学でも経営に関する授業は存在していません。そして院長になって、そういうことが必要だ、ということに初めて気づくことになります。しかし、多くの方はそれ以前の段階で、「要は治療さえうまくできればうまくいく」と思っている方がとても多いように思います。

経営を知らない方が開業した場合、**最初にぶつかるのが労務の問題**です。例えば、何時から残業としてカウントされるのか――。こうした人を使ううえでの基本的な会社のルールというのが、全くわからないのです。そもそも基準さえ作っていない医院も少なくありません。そうすると、「院長は人によって言うことが違う」という不平に、すぐにつながります。「あの子はこうだったのに私には違う」――ルールが存在しないが故の不公平感は、すぐに大切な人間関係をぎくしゃくさせることになります。

有給休暇などの扱いも、しっかりと決めておかないとトラブルの元となります。本来は1ヵ月前に申請を行ってもらい業務に支障がないようにしていきますが、ルール化されていなければ、急に1週間前に「有給取ります」と言う人がいても文句も言えなくなってしまいます。その結果、診療が回らなくなってしまうのです。

スタッフからしたら、「もともと有休のルールなんかないのに、何でダメなんだ」という話です。こうした労務に関するトラブルは非常に多く存在します。

何度も言いますが、**スタッフ同士の人間関係を円滑にしていくこと**も、経営の大切な要素です。当院も開設当初は、人間関係を理由にどんどん人が辞めていきました。特に歯科医院は女性ばかりなので、人をまとめる部分は非常に大切な経営の課題です。私は部活でキャプテンをしていたので、人をまとめるというのが比較的得意な方だと思っていたのですが、それでも開業当初は気づくと院長対そのほか全員みたいな構図になってしまっていました。

もちろん**お金に関する知識も非常に重要**です。例えば患者さんの数が10%減ってしまうということが何を意味するのか。こうしたこともしっかりと認識していなければ、経営はやっていけません。

もし経営に失敗したら、どうすれば良いのか

そもそも立地が悪い。チェアも3台だし、田舎で駅からも遠く、人も来ない。歯科医師の中にもそういう最低の環境の中に置かれている人を案外多く見かけます。

このような場合、どうすればいいのでしょうか。

私の考えでは、なかなか流行らない場所で、3台のチェア、1日30人程度で頭打ちになる状況で頑張り続けるよりも、いっそ医院を潰してしまい、新しい場所で医院を始めることを考えるべきだと思います。

私の知人でも、開業して3年くらいで、まさにそういう状況の方がいます。月の手取りは50万円程度でしょう。

開業時、7000万円程度借金をして、手取りが月50万円。借金を返したうえで残るのが50万円なのですが、借金は今後15年、20年かけて返済していくものです。それを考えればとてもリスクが高いのです。また、周りでも若くして廃業してしまった先生を何人か知っています。頑張ったけれど借金だけ残る、その精神的なストレスは並大抵のものではないでしょう。

その状況で結婚し、子供を学校に行かせるようになったら、リスクはさらに高まります。

歯科医師は健康を害しやすい職業です。無理な姿勢で長時間働き、ストレスも多い。座っている時間が長いというリスクもあります。シットダウンシンドロームはタバコと同じくらい身体に悪いとも言われています。

さらに、もし5年後に自分の医院の近くに新しい医院ができたら。それこそ潰れる可能性さえあるでしょう。

そういった場合、いっそ医院を潰してしまうほうが本当に良い場合もあります。

雇われ院長になった場合、リスクがほとんどない状態で月に１００万円～１５０万円を得ることは、それほど難しい話ではありません。

もし自分の医院の経営に失敗した場合、こうした早めの切り替えも必要です。

歯科医師の場合、手に職があるので切り替えも普通の方より楽と言えます。結局、どこかに拾ってもらえます。それが職人としての強さでもあります。

第6章　経営に必要なマインドとは

何が正義なのか

私の医院では常に、何が正義なのか、つまり物事を判断するうえで基準となる事柄をしっかり持つようにしています。

私の医院において最上の正義とは、開業以来**「患者さんにとって何が一番良いのか」**ということです。これを繰り返し言い続けることで、スタッフ全員の頭にこの正義を刷り込んでいます。

患者さん最優先なんて、そんなこと当たり前ではないか、と思うかもしれません。しかし医院の業務ではさまざまなケースに遭遇します。例えば、診療時間ギリギリに患者さんが来た時どうするのか。正義、判断基準がぶれていると、つい医院の都合を優先して患者さんを帰してしまうようなことも起こります。しかし「患者さんにとって何が一番良いのか」という正義を常に持っていれば、間違っても断るという結果にはなりません。

こうした正義を持つことで、**自分が患者さんだったらどうしてほしいか**、という想像力も常に働くようになります。

患者さんにとっての最高の治療、礼節、マナー。案内する時でもマスクを外すのかどうか。自分が病院に行ったとき、マスクのまま対応や挨拶されるのと、外して対応されるのとどちらが良い気持ちでいられるか。

あるいは電話、受付に対するクレームがあった時に、若いスタッフの場合、悪い応対になってしまうこともまれにあります。しかし、「患者さんにとって何が一番良いのか」という正義を意識することができれば、患者さんが悪い印象に感じられたのだからこちらが悪い、今後どう改善していけば患者さんのためになるのかと、患者さんの立場で考えていけるようにもなります。

与えられた仕事だけをやることは、誰でもできます。しかしその場合、患者さんに対して機械的に治療の内容を説明したり、結局マニュアル通りの対応になってしまいます。その先、もっと上の仕事をしてもらうために絶対必要なのが、この正義でもあります。

先ほども申し上げましたが、正義は何度も何度も繰り返し伝えていくことで、ようやく根付かせることができます。何度も原点に帰って確認することで、身に付けてもらうことができます。しつこいくらい繰り返す。うちの医院でも、数年かけてようやく正義を定着させることができました。

アウトプットこそが成功への鍵

最近私は、常にアウトプットを心がけるようにしています。本を読んだりセミナーに出かけたりして得た知識を、自分の中にとどめるだけでなく、スタッフに内容を伝えたり、ネット上に書いたりしています。これは、３つの意味でとても有効なことだと思います。

一つは、アウトプットするために、人に分かりやすく説明するというフィルターがかかるため、知識の贅肉がそぎ落とされ、純度の高い知識として、自分の中で定着させることができる点です。

二つめはアウトプットすることで、他の人に対する影響力が得られる点です。例えば、院内で自分の身に付けた知識を誰かに教えることで、下の人が付いてきてくれるようになります。私の場合、フェイスブックなどでも発信しているので、そのおかげで自分のコミュニティに来てくれる人も増えてきました。

アウトプットの必要性を切実に感じたのは、やはりこうした外に向けての発信です。その時自分がいるステージにもよると思うのですが、もし社会人になりたての場合でも、皆さんも組織の中でアウトプットして自分で発表したりしたらよいと思います。

私の場合、アウトプットすることで認知してもらいコミュニティ作りにつながりましたが、同時に採用にも好影響がありましたし、人脈も広がっていきます。

そして三つめ。本やネットの情報に触れたり、セミナーに臨んだ際も、目的が自分のためだけでなく、そこに人へのアウトプットという目的が加わるので、視野が広がり、受け止められる情報の幅が広がっていきます。

私が行っているアウトプットは、**考え方などに関するアウトプットが多い**と思います。感銘を受けた本、言葉等もその種のものが多いですし、日常生活の中で何かを感じるときもそうです。例えば愚痴ばかり言うスタッフがいる時、それを放っておくとどうなってしまうのか、といったことから、そういうことを繰り返していると愚痴ばかりの人生になってしまう、といったことも発信します。

セミナーなどお金がかかるものではなくても、本などは読むのに時間がかかるので、私が代わりに読んで良い部分を皆さんに発信する、という面もあります。

即断即決即行動

院長の仕事は、日々決断を求められることの連続です。私は決断するべきことについては、常にその場で即断するようにしています。その場で即断しないと、決めていないことがどんどん溜まっていき、仕事も停滞してしまいます。少しも良いことはありません。ですから私は何か判断を仰がれたら、いつもその場で決断します。

物事は常に慎重に考え、決断を下していく。こうした逆のスタイルが正しいと考える方も少なくありません。

しかし私は、判断のために時間が必要な方の多くは、経験値の少なさからくる場合が多いと考えています。経験がないから決断が下せない。経験がないから迷うのだと思います。

それに私は、決断は必ずしも全てが正解でなくても構わないと思っています。決断が間違っていたら、間違った結果が得られるだけなので、またそこで方向修正の決断を即座に下せればいいだけの話です。決断することに意味があるのです。

私は、**失敗の経験値は、成功で得られる経験値と同じくらい大切なものである**と考えています。

とにかく成功にしろ、失敗にしろ、即決断し行動すれば、経験でしか得られない貴重なデータが蓄積されていくことになります。

逆に「失敗するかもしれない」と怖れ、決断も行動もしなければ、経験値もたまらず全く成長のないままになってしまいます。成長しない場合は現状維持ではなく、ほとんどの場合後退していきます。それは、周りは常に変化成長しているからです。これは医院であっても企業であっても変わりません。その意味で即断即決即行動は、経営者にとって非常に大切なことです。

人を変えるものは人

人に対して最も多く影響を与えるのは人であると思います。私自身、人に会うことの効果を常に感じています。

座学における本やネットの情報も非常に大切ですが、やはり自分を変えようとしたときには、座学ではなく、自分が理想としている人と交流し、影響を受けることが非常に大切なことだと思います。

優れた方との交流は、話すだけでモチベーションが上がったり、自分の常識も変わったりします。私のコミュニティも、人とのつながりの力を発揮するために作っています。

素晴らしい方との出会いは、さまざまな場面であります。歯科医師の集まりもそうですし、経営の勉強をするセミナーなどでは、素晴らしい経営者の方に直接お会いすることも可能です。私の場合は、こうした勉強会を、勉強だけでなく人との出会いの場として強く意識しています。そのため、積極的に他の人にアプローチするように心がけています。

また最近では、逆に私が人に影響を与える立場として、さまざまな方にお声を掛けていただくようなことも増えてきています。学校時代の後輩だけでなく、先輩や他業種からも声を掛けてもらうこともあります。

例えば本の場合、1冊読むのに通常2時間から3時間かかるかもしれません。そして、そこに確実に自分の得たい知識があるとは限りません。

しかし、人間同士の場合「こんなことで困っています」と言えば、たった数分で答えが出てしまいます。相手の方の情報を頭の中で検索してもらい、自分の課題にもっとも合う答えを出してもらう。情報をキュレートしてもらえるのです。そんなことは本にはできません。

こうした人との出会いや知識をいただく上で**大切なのは、相手の方に、「この人とだったら付き合える」と思っていただくこと**です。そのためには、日頃から礼儀を尽くし、可愛がっていただけるような行動を常に心がけていくことも必要だと思います。

「飲みに行くか?」と誘われればなるべく飲みに行く。そういう日頃のコミュニケーションや対応がとても大切なのではないでしょうか。

良いものだからこそ、売らなければならない

歯科医師は職人でもあります。職人という意味では、アーティストや画家などもそれに近い存在かもしれません。自分の好きなように作品を作り上げますが、そのあとの売ることまで考えていない人が多いようにも思います。

歯科医師もそれと同じで、「自分の技術は非常に高い、だからそれで良い！」と思っている人も多くいらっしゃいます。しかし、社会貢献という側面から考えると、そのやり方では、与える影響がとても限定的なものになってしまいます。たまたま来てくれた限られた患者さんだけを幸せにできる、ということにもなりかねません。

私は、自分が良い技術、良い情報を持っていたとしたら、それはより多くの人に届けられるようにするべきだと考えています。そうすることで多くの人を幸せにすることができます。

良いものは、より多くの人に届ける。これは私たちの義務です。自分が良い治療をしているというだけでは、単なる自己満足です。結局、目の前の人しか見えていないということです。

例えばどんな名画であっても、個人に所有され、限られた人にしか鑑賞されないのであれば、その素晴らしさが認められたり、与える影響はほとんどありません。名画は誰でもが楽しめるものであってこそ名画であり、多くの人に影響を与え、幸せにすることもできます。

歯科治療であれば、痛くない治療。怖くない治療。滅菌にこだわること。予約がとりやすいこと。治療した後に長持ちするものであること。見た目がとてもきれいになること。こうした患者さんの利益につながる治療は、なるべく多くの方に届いた方が良い。それは当たり前のことですし、私たち医療者の義務でもあります。

だから私たちは**治療のレベルにこだわるとともに、それを広く患者の皆さん、これから歯科医院に来ようとされている皆さんに知らせていかなくてはならない**と思っています。それが患者さんの利益にもなることだからです。

質の高いものが増えていくと、自然と質の低いものは淘汰されていきます。それが健全な歯科医療界を作ることにもなります。

働かない2割は必ず存在する

「働きアリの法則」というものがあります。アリの集団の中では絶対に2割の働かないアリが存在し、普通に働くアリが6割、残り2割が頑張って働くアリという法則です。これは人の場合も一緒で、医院の中でもだいたい同じような割合になっています。

これは集団心理というもので、10人集まれば2人は働かない人になってしまいます。そして仮に働かない2人を切ったとしても、残りの8人の中でまた、同じ割合で働く人、働かない人が発生してしまうことになります。

つまりどうやっても、2割は働かない人が存在するということです。

ですから、経営者ができることは、働かない2割を切ることではありません。働かない2割の人に役割を付けて、その人なりの責任を持たせること。つまり、全員が積極的に働くという状況を無理に求めるのではなく、まず2：6：2の相関関係を認めた上で、最善の方法、例えば**下の2割をなんとか有効活用していくことを考えていくべき**だということです。

人は誰でも仕事に対して得意、不得意があります。しかし私は能力の違いを云々するのではなく、方向性が間違っていなければ良いと考えています。

ただアリと違うのは、働いている人が働いていない人、能力が低い人にともすれば不満を持ってしまうという点です。個々人の能力の違いもあるので基本的には真面目に取り組んでいればＯＫですが、頑張っているスタッフには昇給という形で応えるようにしています。

例えば、敬語を使うことでも能力の差は出ます。私の医院では誰に対しても敬語を使うことを徹底していますが、全員が正しい敬語をうまく使えるわけではありません。中には努力していても、“なんちゃって敬語”のような言葉しか使えないスタッフも存在します。しかし、その方向は間違っていません。ですから私は、それで良しとしています。方向が間違ってなければ少しずつできるようになります。

たしかに職場において働かない2割の存在は、悪い影響もあります。実際、2割に引っ張られて他の8割にも悪影響が出てしまうということもありました。

しかしその2割を切るのではなく、在り方についての教育を繰り返すことで、医院全体の文化を作り、仕組みで問題を未然に防ぐようにしているのです。

グッド&ニュー

私の医院では朝のミーティングの時、「グッド&ニュー」という活動を続けています。グッド&ニューとは、アメリカの教育学者ピーター・クライン氏により考案された、組織やチームを活性化するための手法。学校や会社での朝礼時に、自分に起こった出来事で、「楽しかったこと」「良かったこと」「新しい発見」について、一人ずつ1分程度で発表するというものです。

私の医院でもミーティングの最初に、ここ1週間であった良いことは何か、ということを発表しています。このおかげでスタッフ全員が日常の良いこと、良い出来事に目を向けるようになり、ごく普通のこと、たとえそれが小さなことであっても「幸せなこと」と感じるようにもなりました。

「先週映画を観に行ったら、とても良い映画だった。これを来週のミーティングで言おう！」

という考えになります。こうしてアウトプットすることは、インプットにつながります。つまり**良い経験が、より強くその人の脳に刻まれる**ようになります。その結果、脳に良い情報がどんどん増えていきます。

「久しぶりに会った友達とご飯に行った」

こうした何気ない事柄でも、良いこととして捉え、みんなの前でアウトプットすることで幸せの記録として記憶されますし、こうした幸せな行動の繰り返しは自己肯定にもつながります。

先日もミーティングでこんな話が出ました。

友人同士２人が毎週交代で、ご飯をおごりあっているそうで、「今回は私の番で、友達のおごりで美味しいものが食べられて良かったです！」というものでした。おごりあっているのですから結局割り勘と一緒なのですが、ちょっと見方を変えるだけで、彼女の幸せな体験となっているのです。

組織は院長の器以上の大きさにはならない

組織が大きくなるにつれて、院長の負荷も増えてきます。院長は、常に増え続ける負荷を処理できる能力が必要になります。

先ほど申し上げた即断即決もそうですが、医院の中で多くの問題が起きるようになったなかで、院長のキャパシティが足りず、対応できずにただ怒ってしまったり、誤った選択をすると状況はさらに悪くなります。つまり組織が大きくなる場合、経営者自身の器も大きくならないと、組織がうまく回らなくなるのです。

あらゆる場面で同様のことが言えます。

例えば、スタッフの採用について。採用の知識がない、採用する器のない院長が次の新しい医院をどんどん作っていこうと思っても、そもそも人材を確保できませんから医院の拡大は難しくなります。

集客もそうです。院長に人を集める能力がなければ患者さんが来ず、患者さんが来なければそもそも医院は成り立ちません。

例えば、集客する方法はたくさんあります。一つの方法しか知らない人と、10個集客の方法を知っている人では大違いです。その院長の集客に対する器が多ければ、当然大きな組織に成長させていくことができます。

人が長く勤めてくれる医院とどんどん辞めてしまう医院の差も、ほとんどは院長の器の大きさによるところが大きいと思います。例えば3人の方が院長に相談に来ても、器が小さく1人にしか悩みに対する改善などの対応ができないとしたら、後の2人は辞めてしまう可能性が高まります。

先ほどのアリの話でも同じです。2割のあまり働かない人を見て、辞めさせてしまうのか、「そういうもの」と考えて役割を与え、その人材を活かしていくことができるかどうかも、尽きるところ院長自身の器にかかっています。

治療だけでいっぱいいっぱいで、労務や採用にまで頭がいかないというのも、医院が大きくなれない大きな原因です。

それでは、器はどうやって大きくすればよいのか。私の場合、**医院の中で起こる問題を経験し、改善を繰り返して器を広げることができました。**改善というのは、実務的な改善だけではなく、思考的な改善も含みます。包括的に改善するためには、やはり色々な経験が必要となるでしょう。

その時必要なことを学ぶのがベスト

私は医院を開業するまで、経営の勉強を一切してきませんでした。経営については、医院を開業するにあたって、必要に迫られてから勉強をしました。その時勉強した本やセミナーの資料は、院長になる歯科医師に読んでもらったりしています。大学時代の勉強もこれと似通ったもので、落第の危機を迎えて初めて勉強し、成績が良くなりました。

生きていると、色々なことについての探求心や興味があると思うのですが、今現在、全く使わないことを覚えても、結局忘れてしまいます。それよりも、その時必要なものを学ぶことが、いちばん効率が良いと感じています。

例えば日本では今後さらに、海外の人が訪れたり移住したりすることが増えていくと言われています。それならば英語を勉強しておけば、医院の将来のために有効なのでは、という考え方があります。たしかにそれは一理あるようにも思えます。

しかし、どうでしょう。たとえ今、「将来必要になるかも」というあいまいなモチベーションで英語を勉強しても、長くは続かないでしょうし、集中してフィリピンに2ヵ月間英語を勉強しに出かけても、実際に使う機会が少ないので徐々に忘れていきます。こうした"将来のため"という勉強の多くは実らないものだと思っています。

よほど英語が必要な状態に迫られているか、これから海外に乗り出すといった状況でないと無駄ですし、それ以前に今現在、時間を使うべきことが他に存在しているのではないでしょうか？

むしろ**「間に合わない！」と焦ってから始めるぐらいの方が良い**と思っています。

何か課題があって、今の実力だったら0点になってしまうような状況があったとしましょう。その時、3ヵ月かけて90点取るよりは、1週間かけて60点取る方が良いと思います。その方が各段に効率が良い。それを繰り返すことで、今本当に必要なことを効率よく学んでいくことができるのです。

アイデアに価値はない。実行して初めて価値がある

斬新なアイデアは誰でも思いつきます。

しかし私は、アイデア自身には価値がないと思っています。そもそも自分でどんなに斬新だと思っていても、世界中ではすでに何十人もの人が同じことを思いついているでしょう。

例えば、「海外に行った日本人は、日本料理が恋しくなるから海外で日本料理屋をやれば絶対に流行る！」というアイデアを考えつく人は多いでしょう。もしかしたら、昔それは、とても斬新なアイデアであったかもしれません。

しかし、ほとんどの人はただ考えるだけです。正直、考えるだけなら誰でもできる。そして海外で日本料理がヒットしたときに、「おれは5年前から同じことを考えていた」などと言う人がいます。しかし、それが本当だとしても、そのアイデア自体には全く意味がありません。

実際に行動できるかどうかだけに意味があるのです。行動のないアイデアは、学びにさえなりません。そこに行動があれば、失敗、成功に関わらず大きな学びがあります。

私の医院では、斬新なアイデアが出たとしたら、まず行動してみます。行動しないとしたら、それは忘れても良い程度のモノだったということです。そのくらい行動、実行を大切にしています。

とにかくやってみましょう、失敗したら修正しましょう、というやり方です。

こうしたアイデアを即実行して成功することは、たぶん3割くらいの確率だと思います。

しかし、3割の（3割も！）素晴らしい前進、改善が医院に残り、7割は貴重な体験も残ります。これは本当に素晴らしいことだと思います。

例えば今、医院で採用されている数値管理の方法や、アポイント管理の方法、キャンセルに対するポイント付けなども、全てこうした考え方から生まれた独自のサービスです。

アイデアを思いついたら即実行、実行されないアイデアは価値がない。そのぐらいの感覚でいったほうが、物事は進むはずです。

語る力

歯科医院は典型的な労働集約型産業です。つまり、人があってこその職場です。そのため、人を動かすための院長の語る力、コミュニケーション力は非常に重要なものとなってきます。

20人のスタッフを前に話す力。まずそこでオドオドしていたら何も伝わりませんから、堂々としていなければなりません。その上で、大切なことがきちんと簡潔に伝わるように話すこと。プレゼンテーション能力に近いのかもしれませんが、これも大切です。そこでどれだけ良いことを語り、相手に伝わるかで、それこそ法人全体のモチベーション、ひいては患者さんの数も変わってきます。

戦国武将が戦の時に士気を上げるためにやっていたこと、というとちょっと言葉が悪いかもしれませんが、経営者にはそういう部分が絶対に必要だと思います。

私は、皆に何かを語る場合、とにかくシンプルに、分かりやすく、ということを常に意識しています。例えば、小学生に話すように常に話しています。ですから、難しい表現は一切使いません。**簡単に言いすぎなのでは、というくらいのレベルで話すほうが伝**

わります。

例えば考え方や、日ごろ使う言葉について話すとき。本当は私が話したい内容は量子力学の話などもあるのですが、当然そのような話は一切しません。例えば、自分が言った言葉が結果を招くのだ、ということを伝えるためには次のように話したりします。

「うどん屋さんに行って、カレーうどんが食べたいときには何と言いますか？『カレーうどんください』と言いますね。そこで『かけうどん、ください！』と言ったら違うものが出てきますよね。普段使っている言葉が実現するんだよ」

このくらい身近な例を挙げて、私の言いたいことを伝えていきます。量子力学の話をしても良いのですが、効率的ではないので、理論などは一切無視して話します。

私の場合、もともと何事も簡潔に話してしまうクセがあります。油断していると、この本の一つのテーマを10秒くらいで話してしまいますので、意図的に自分の過去の体験を入れたり、たとえ話をするようにもしています。

これは子どもと話すときに、視線を子どもの高さまで下げるということや、目上の人に敬語を使うということに近いかもしれません。要は相手に最適な状態で情報を伝達しなければならないのです。

院長の「透明性」を確保する

私は、院長はとにかく透明性のある存在でないといけないと考えています。つまり私の考えや行動の基準が誰にでも分かる、常に一貫している、そんな存在である必要があると思います。

例えば、不正はしない。常に患者さんのことを思う。当たり前のことではあるのですが、誰から見ても院長はこう考えている、こういう人なんだ、ということが分かるということが大切です。考え方、姿勢の部分で、透明な分かりやすい存在でないと、信頼もされませんし、誰もついてこないと思います。

透明性を理解してもらうためには、日頃の発言が大切です。常に決めている基準、例えば患者さんのため、という立ち位置で何事も判断する。そういう私の考え方をスタッフ全員が理解できていることが大切です。

頑張った結果、失敗することは決して怒らない、ミスは誰でもある。さぼって失敗する、ルールを守らないのはダメ。そんな私の判断基準も、日頃の言動から全員が知っています。

何かが起きたとき、どんな判断を下すのか。その基準が私の場合、透明で、とてもわかりやすい状態になっています。

院長の考え方をみんなが知っている――一緒に働いている院長とスタッフの間では当然の状態のように思えますが、実はこれが実現できていないケースがとても多いようです。

例えば院長があまりしゃべらず、コミュニケーションがとれていないケース。「院長は気分によって判断が変わる」――そう思われているケースが案外多いと思います。あまりしゃべらない人は、その背景に「こんなことは君たちは知らなくてもいい」という気持ちがどこかにあるのかもしれません。

私はもともと個人的にあまり喋らない人間なのですが、**朝礼では言葉数をかけて自分の意思、考え方を常に伝えるようにしています。**

私の場合も、開業時には全然自分の考えをみんな分かってくれていない、と悩む時期もありました。しかし毎日のルーチンの中で言葉にし続け、ようやく伝わり、透明性が実現したのです。

良い仲間を作る

私には素敵な院長仲間が大勢います。何か困ったことがあっても、この仲間に相談できます。こうした仲間がいるかどうかで、メンタル面で大きな違いが出てきます。

もちろん、歯科医師以外にも一緒にご飯を食べに行ったり、旅行に行ったりできる仲間もいます。

そうすると、さまざまな経験をすることができます。できればアクティブな仲間をたくさん持っていた方が良いと思います。自分とは違う面でアクティブな人と接することで、楽しみながら自身の器も広がっていきます。

院長に限らず、経営者は常に孤独だと思います。経営に関わること、運営に関わること、全ての判断を迫られます。立場的に頼ることのできる相手も院内にはいないでしょうし、誰が起こすどんな問題も最終的には院長が責任をとる必要があります。

医院から出たときに別の人間関係があることも大切だと思います。それは医療系であってもなくても構いません。

逆に**不平不満や愚痴ばかり言っている人とは、基本的に一緒にはいません。**そういう人と一緒にいると、どうしてもマインドが引っ張られてしまいます。

日常生活において辛い思いをすることもあると思います。例えば「Aさんがあいさつしなかった」といった文句をBさんから聞かされれば、どうしてもその言葉の負のマインドに引っ張られてしまう部分があります。そのぐらい繊細なものです。

他にも、「これをやりたい！」という自分の夢に対して「そんなこと、やっても仕方がないよ」と言ってくるドリームキラー的な方もいます。

そんな方と付き合っても何も良いことはありません。こういう方とは付き合わなくてもいいでしょう。愚痴からは何も生まれないですし、無駄な時間を過ごすことにもなります。

私は基本的に楽しいことしかやりたくないので、楽しくないことに時間を奪われるようなことはやりたくないのです。それは一貫しています。

おわりに

歯科医師としての技術と歯科医院の経営者としてのノウハウ。実はこの2つは両輪のような関係にあります。

例えば、患者さんに最高の治療を提供しようと考えた場合、歯科医院には技術だけでは実現できないことがたくさん存在しています。

歯科医師が患者さんに常に最高レベルの治療を提供するためには、どうしても高性能な機器や材料が必要です。そして患者さんが、環境の整ったスペースで、スタッフから行き届いたサービスを受け、自分の望む時間に予約を入れ、痛みのない治療を受けることも、歯科医師が技術だけを考えていては実現しません。これは全て院長の経営の力にかかっています。歯科医療は院長個人でするものではなく、チーム戦だからです。

経営の力は、医療の現場を変えます。

職員の働く環境や待遇を向上させることは、経営者にしかできません。その結果、職員のモチベーションが上がれば、それは全て患者さんへの対応、サービスに反映され、そのまま患者さんの満足度の向上につながります。

満足度の向上は、医院と患者さんの関係を深くし、長いお付き合いへと発展させ、それがまた、経営を支える大切な礎となります。

かくいう私も、最初から経営が分かっていたわけではありません。ここ高槻に開業以来、多くの失敗も経験してきました。人間関係もうまくいかず、人も辞め、利益も思ったように上がらず、雇ったドクターも期待した通りには働いてくれない。そんな事柄は数知れず起こりました。しかし、たった一つ周りの院長と違っていたとしたら、私はこうした課題を放置することなくスピード感を持って具体的な行動で対応し、もしその対応が間違っていたとしても、さらに新しい対応を正解が得られるまで繰り返してきたということだったと思います。

本書では、この行動、実行することで得られた多くのノウハウをお伝えしています。

本書を手に取りお読みになっていただいた皆さんに、少しでも経営の大切さ、そしてそこから得られる素晴らしい結果を感じていただけましたら幸いです。

最後に、私の歯科医師人生に大きな影響を与えてくれた先生方、私の医院を共に支えてくれているドクターやスタッフの皆さんと、医院を信頼しお付き合いいただいている患者さん、問題だらけの私を育ててくれた両親に心から感謝いたします。ありがとうございます。

２０１９年10月

松岡督明

【限定特典付き！読者の皆さまへのご案内】

歯科医院経営をしながら

時間的・経済的自由を手に入れるために必要な

5つの黄金の武器をお教えします！

最後まで読んでいただき、まことにありがとうございます！

本書があなたの悩みを解決し、現状を変える一助になれば、これに勝る幸せはありません。

この本を読んで、「より患者さんのためになる医院を作りたい」「歯科経営を学びたい」「自分の人生を見直したい」と思われた方もいると思います。

そんな方のために、私・松岡が代表となり、歯科医院長の方を集めたコミュニティを運営しています。ここではお互いに切磋琢磨し合い、様々なことを学びながら、一人の人間同士としての交流と成長を重ねています。

少しでも興味のある方は、下記のQRコードからぜひ、アクセスしてください。

登録していただいた方には、私の医院でスタッフに実際に配布している「クレド」完全版をプレゼントいたします。

＜コミュニティの概要＞

●名称　MDC（Millionaire Dentists Club）

●目的　仕事漬けで自分の時間がない院長が、経済的・時間的自由を手に入れるためのコミュニティです。

●活動内容　年間のセミナーを通して①経営、②マインド、③節税、④その他の収益源を学び、コミュニティ内での情報交換を行い、歯科医院長としての本当の自由と仲間を手に入れる活動をしています。

■著者略歴

松岡督明（まつおか　よしあき）

「医療法人百花繚乱」（大阪）理事長。

日本口腔インプラント学会会員、T.I.G（インプラント研究会）、S.G.I.C（インプラント研究会）、インプラントStep Up Course 修了、大森塾(包括的歯科治療勉強会)会員、SINGAPORE PREMIUM SEMINAR(海外インプラントセミナー)受講。

1985年、岐阜県出身。朝日大学歯学部卒業。

高知大学医学部附属病院口腔外科臨床研修修了後、2つの歯科医院での勤務医を経た後、2016年に大阪・高槻市で「ほほえみ歯科」を開業。「痛くない」「削らない」「抜かない」「怖くない」をモットーに、本当の意味での患者さん目線、最高の患者さん満足度を目指して日々奮闘。

一般歯科、矯正治療、インプラント治療、審美治療、ホワイトニング、入れ歯治療、小児治療、予防治療、歯周病治療、ヒアロルン酸・ボトックス治療、口腔外科、根管治療など歯科のあらゆる分野を手がける。

現在では、3つの歯科医院の院長・理事長としての激務の傍ら、歯科医師のコミュニティやセミナーを運営し、後進の指導にもあたっている。

趣味はスポーツ、映画鑑賞、音楽鑑賞、ドライブ、アウトドアと幅広い。

歯科経営 2.0　患者さんに愛される歯科医院の作り方

2019年11月7日　　初版発行

著　者　**松岡　督明**

発行所　株式会社日本経営センター

発売所　株式会社　三恵社
〒462-0056 愛知県名古屋市北区中丸町2-24-1
TEL 052(915)5211
FAX 052(915)5019
URL http://www.sankeisha.com

乱丁・落丁の場合はお取替えいたします。

ISBN978-4-86693-144-9